Cora Besser-Siegmund
Sanfte Schmerztherapie

Cora Besser-Siegmund

Sanfte Schmerztherapie

mit mentalen Methoden

ECON Verlag
Düsseldorf · Wien · New York

CIP-Titelaufnahme der Deutschen Bibliothek

Besser-Siegmund, Cora:
Sanfte Schmerztherapie: Mit mentalen Methoden/Cora
Besser-Siegmund. – Düsseldorf; Wien; New York: ECON Verl., 1989
ISBN 3-430-11351-2

Gesetzt aus der Palatino, Linotype
Satz: ICS Communikations-Service GmbH, Bergisch Gladbach
Papier: Papierfabrik Schleipen GmbH, Bad Dürkheim
Druck und Bindearbeiten: Bercker, Kevelaer
Printed in Germany
ISBN 3-430-11351-2

Ich danke diesen Menschen für ihre Unterstützung: Harry, meiner Tochter Lola, Susi und Dietrich, Alfred, Bettina und auch Henning und Guntram.

Inhalt

Vorwort

Der akute Schmerz war und ist immer ein Freund des Menschen: Als Warner vor Schaden und erstes Anzeichen von Erkrankungen und damit Lebensretter ist er für den Menschen unverzichtbar. Anders verhält es sich mit chronischen, also immer wiederkehrenden oder dauernden Schmerzen: Sie quälen nur noch, bestimmen den Tages- und Lebensablauf und können zur eigentlichen Schmerzkrankheit führen. Hier vorbeugend und helfend beizustehen, ist das Anliegen von Frau Besser-Siegmund.

Wer unter chronischen Schmerzen leidet, erfährt selbst, daß ihn die Krankheit nicht nur körperlich verändert. Die seelischen Beeinträchtigungen und die Auswirkungen auf Familie und Arbeitsleben können ebenso schwerwiegend wie die körperlichen Behinderungen oder gar noch ärger werden. Daß dies alles bei der Behandlung mit berücksichtigt werden muß, sollte eigentlich selbstverständlich sein. Daß nicht nur seelisch oder »nervlich« bedingte Krankheiten psychologischer und psychotherapeutischer Behandlung bedürfen, ist leider nicht so selbstverständlich.

Eigentlich sollte den chronisch Schmerzkranken, also den Schmerzpatienten, die gleiche Fürsorge und Behandlungsintensität zukommen wie allen chronisch Kranken. Leider ist dieses jedoch noch lange nicht der Fall.

Die Gründe für die Unterversorgung von Schmerzkranken sind vielfältig: Die bisher gewonnenen Erkenntnisse über die

11

Entstehung und Behandlung von Schmerzkrankheiten wurden bisher nur unzulänglich in die Praxis von Ärzten und Psychologen umgesetzt; schmerzunterhaltende und der Chronifizierung Vorschub leistende Behandlungsverfahren wurden bisher nicht aufgegeben; interdisziplinäre Zusammenarbeit stellt bisher die Ausnahme dar; die zeit- und zuwendungsintensive Arbeit mit und an Schmerzpatienten ist von unserem Gesundheitssystem bisher ausgeklammert worden; die Vorbeugung von Schmerzkrankheiten wird immer noch vernachlässigt; die Arbeit der wenigen, die sich bisher der Schmerzpatienten annehmen, wird durch administrative Hemm- und Hindernisse unnötig erschwert, leider sogar aktiv behindert; Schmerzpatienten müssen oft unzumutbare Umwege in Kauf nehmen, bis sie interdisziplinär arbeitende Schmerztherapeuten (Algesiologen) finden. Für die überwiegende Mehrzahl der Schmerzkranken gibt es immer noch keine ausreichende Versorgung: Sie sind von Politikern, Krankenkassen und ärztlichen Körperschaften im Stich gelassen worden, obwohl es an Lippenbekenntnissen bisher nicht gemangelt hat. Am beklagenswertesten ist wohl, daß chronische Schmerzen immer noch wie akute Schmerzen angesehen und behandelt werden und daß sogenannte Fachleute nicht in der Lage sind, die Unterschiede zu sehen und anzuerkennen.

Das Konzept, das Frau Besser-Siegmund mit diesem Buch vorstellt, zeigt sowohl Laien als auch Psychologen und Ärzten Wege dazu auf, mit eigenen Kräften chronische Schmerzen zu lindern und zu erreichen, daß die Konzentration sich wieder auf angenehme Dinge des Lebens richten kann. Dem nicht Betroffenen gibt es Hilfestellung zur Verhütung der Schmerzkrankheit und zum Verständnis Schmerzkranker.

Was dieses Buch aus der Masse der Ratgeber heraushebt, sind zwei Besonderheiten, die sich gegenseitig bedingen:

Frau Besser-Siegmund zeigt Behandlungsmöglichkeiten, die theoretisch wohlbegründet sind und sich in der jahrelangen täglichen gemeinsamen Arbeit mit Schmerzpatienten bewährt haben.

Der »sanfte« Zugang zum Problem des chronischen Schmerzes entspringt einem positiven Menschenbild, das dem Schmerzpatienten die Eigenverantwortlichkeit beläßt bzw. hilft, sie wiederzuerlangen.

Es gibt wohl viele Wege, die bei Schmerzpatienten zum Erfolg führen können, der von Frau Besser-Siegmund hier aufgezeigte ist derjenige, der sich bei uns in der interdisziplinären Zusammenarbeit bewährt hat.

Interdisziplinäre Zusammenarbeit bedeutet auch, daß man immer wieder voneinander lernt und auch für seine Patienten die zur Verfügung stehenden Möglichkeiten gemeinsam auszuschöpfen in der Lage ist.

Frau Besser-Siegmund und ihren Partnern in der Praxis gehört Dank dafür, daß sie sich besonders der Behandlung Schmerzkranker annehmen und die Behandlungsmöglichkeiten durch ihre Methode erheblich bereichert haben.

Diesem Buch ist der verdiente Erfolg zu wünschen. Mögen viele Betroffene hiervon profitieren und mögen auch Fachleute die für ihre Patienten wertvollen Erkenntnisse hieraus schöpfen. Die Politiker sind aufgefordert, endlich Taten erkennen zu lassen, die den Schwerstbetroffenen zu helfen in der Lage sind.

Hamburg, im Mai 1989   Dr. med. Dietrich Jungck

I
Zur Einführung

»In letzter Zeit arbeite ich mehr und mehr mit chronisch schmerzkranken Menschen«, erzählte ich neulich einer Kollegin, die ich zufällig beim Einkaufen traf. »Ach, ich verstehe, so Krebs- und Rheumakranke — ist das nicht furchtbar belastend?« lautete ihre Reaktion. Es folgte ein sehr ausführliches Gespräch. Denn genau wie ich hatte auch meine Kollegin im Psychologiestudium kaum etwas zum Thema Schmerz gelernt. Nicht aus mangelndem Interesse, sondern weil die Behandlung von chronischen Schmerzen bis vor kurzem an den Universitäten weder für Psychologie- noch für Medizinstudenten gelehrt wurde. Die meisten der Ärzte, Psychologen und Physiotherapeuten, die heute in Spezialeinrichtungen Schmerzpatienten zu helfen versuchen, haben ihr spezielles Wissen größtenteils außerhalb der regulären Berufsausbildung in Eigeninitiative und auf eigene Kosten erworben.

Die allgemein üblichen Behandlungskonzepte von Schmerzen gehen in der Regel nur davon aus, daß Schmerzen im Zusammenhang und somit als Begleiter einer Krankheit auftreten. Ist die Ursache des Schmerzes behandelt, also die Krankheit ausgeheilt, geht der Schmerz ganz von alleine weg — so meint man. Oft jedoch hält sich der Schmerz nicht an diese Vorstellung. Er begleitet viele Menschen jahrelang, auch wenn die Schmerzursache bereits längst ausbehandelt ist. Man denke hier an den Herpes Zoster, allgemein besser bekannt unter dem Namen »Rose« (z. B. Kopf- oder Gürtelrose), die auch nach Abklingen der eigentlichen Krankheit bei vielen Patienten eine sehr schmerzhafte Neuralgie als Dauerschmerz hinterläßt.

Andere Schmerzpatienten wiederum verbringen lange Jahre kostbarer Energie und Zeit auf der verzweifelten Suche nach einer endgültigen Diagnose, also Ursachenfindung, ihrer Schmerzen. Hier gilt dann oft die Auffassung, daß Schmerzen erst sinnvoll behandelt werden können, wenn man genau weiß, woher sie kommen. So zerbrechen sich oft Rückenschmerzpatienten und deren Behandler viele Jahre mit der ungeklärten Frage den Kopf darüber, ob nun diese chronischen Beschwerden eher körperliche oder eher seelische Ursachen haben. Der schwedische Orthopäde E. Spangford sagte hierzu auf dem 5. Welt-Schmerzkongreß, der 1987 in Hamburg abgehalten wurde: »Alle Patienten mit Lendenwirbelsäulenschmerzen verbindet eine Gemeinsamkeit — aber auch nur *eine:* Sie haben, sie denken, sie haben oder sie sagen, sie haben Rückenschmerzen.« Damit meinte er zwischen den Zeilen: Es gibt bis heute international noch keinen Fachmann, der eindeutig den körperlichen oder den seelischen Anteil bei einem Rückenschmerz diagnostizieren kann. Während der häufig jahrelangen Suche nach einer endgültigen Diagnose findet oft ein sinnvolles Therapiekonzept gar nicht statt. Wenn wir Psychologen dann diese Menschen nach vielleicht zehn Jahren Leidensweg zu sehen bekommen und ihnen helfen können, ist das zwar einerseits sehr erfreulich, andererseits fragen sich die Patienten aber auch oft: »Warum bin ich erst jetzt zum Psychologen gegangen und nicht schon Jahre früher?«

So verschieden die chronischen Schmerzzustände sein mögen, sie haben doch eines gemeinsam: Sie müssen als jahrelanger Dauerzustand meist ganz anders behandelt werden als akute Schmerzen. Dies fängt schon bei einem einfachen Thema wie den Medikamenten an. Es gibt Schmerzmittel, die dem menschlichen Organismus nicht sonderlich schaden, wenn man sie über drei Tage, beispielsweise bei akuten Zahnschmerzen, regelmäßig einnimmt. Wendet man die gleichen Medikamente jedoch regelmäßig über Jahre an, haben sie schwere gesundheitsschädigende Folgen. Hier müssen dann also ganz andere, den Organismus möglichst schonende Verfahren zur Schmerzlinderung eingesetzt werden.

Man schätzt heute, daß in der Bundesrepublik zwischen drei und fünf Millionen chronisch schmerzkranke Menschen leben. Und diese Menschen leiden unter den unterschiedlichsten Schmerzkrankheiten. Sicherlich zählen viele von ihnen, wie meine Kollegin vermutete, zu den Krebs- oder Rheumapatienten, sehr viele von ihnen leiden aber auch tagtäglich unter – man mag mir verzeihen – weniger »aufsehenerregenden« Krankheiten wie Kopf- oder Rückenschmerzen. Diese Quälgeister werden oft von der Umwelt und sogar von den Betroffenen selbst als »Zipperlein« verkannt. Aber sie schränken die Lebensqualität des Menschen ebenso stark ein wie eine sogenannte »schwere« Krankheit. Krebs, Rheuma oder beispielsweise multiple Sklerose sind sehr schlimme Leiden. Jedoch sind diese Krankheiten eher »anerkannt«, die Patienten finden sich in der Regel durch eine starke »Lobby« vertreten. Über krebskranke Kinder wird viel berichtet und auch in der Öffentlichkeit nachgedacht. Wo aber erfahren wir in den Medien etwas über von chronischen Kopfschmerzen geplagte Kinder, deren Zahl bei uns immer größer wird?

Vor vier Jahren lernte ich Dr. Dietrich Jungck und kurz darauf seine Frau Susanne Jungck kennen, die seit 1982 gemeinsam in Hamburg eine Praxis für Schmerzbehandlung führen. Ich arbeitete damals bei einem Psychiater, angestellt als Psychotherapeutin, mit einem sehr effektiven psychotherapeutischen Verfahren, dem Neurolinguistischen Programmieren (NLP). Dieses Verfahren kann der Verhaltensmedizin und der Verhaltenstherapie gleichermaßen zugeordnet werden. Aufgrund einer gezielten Ansprache an das Gehirn, können die Therapeuten und später auch die Patienten erwünschte körperliche Reaktionen hervorrufen und steuern. Mit dieser Kurzzeittherapie konnte einigen Schmerzpatienten geholfen werden, durch ein wirklich »gehirngerechtes« Vorgehen im therapeutischen Gespräch Schmerzen und andere Körperreaktionen, wie z. B. Verspannung, individuell und »maßgeschneidert« erleichternd zu beeinflussen.

Ich begann regelmäßig sogenannte »Schmerzkolloquien« zu besuchen, regelmäßige Treffen von Ärzten, Psychologen, Sozialpädagogen und Physiotherapeuten, auf denen Schmerzpatienten vorgestellt werden, damit alle gemeinsam über die Krankheit dieser Menschen beraten und dadurch auch oft zusammen helfen können. Mehr und mehr begriff ich am Schicksal dieser Menschen, wie wenig »exotisch« chronische Schmerzen sind und daß wirklich jeder, sei es die Nachbarin von gegenüber, der Verkäufer im Supermarkt oder der Nachrichtensprecher aus dem Radio davon betroffen sein kann. »Migräne habe ich auch, schon seit zwanzig Jahren, aber daß es dafür Schmerzexperten gibt – das ist mir neu«, wunderte sich eine Bekannte meiner Mutter. »Das muß ich mal meinem Vater erzählen, der läuft mit seinen Rückenschmerzen seit Jahren von Facharzt zu Facharzt, und keiner kann helfen.« Gängige Kommentare, die ich beim Erzählen über dieses Thema erhalte.

Auch für meine Kollegin waren viele meiner Informationen neu. »Und ob Schmerztherapie belastend ist, hängt davon ab, mit welcher Zielrichtung ich sie betreibe«, fuhr ich fort. Sehr bewußt habe ich eines der Kapitel in diesem Buch *Lachen und Weinen* genannt. Gerade für Menschen, die in ihrer Wahrnehmung ganz auf ein Problem hin eingeengt sind, ist Humor, sinnvoll eingesetzt, eine der besten Möglichkeiten, um den »inneren Weitwinkel« wieder zu öffnen. Es ist nicht immer alles gut, was mühsam und schwierig ist. Dies gilt vor allem auch für Psychotherapie. So verliefen etliche unserer Therapien erfolgreich, obwohl (oder gerade weil) die auch in diesem Buch vorgestellten psychologischen Methoden oft einen spielerischen Charakter haben und in den Sitzungen auch gelacht wurde.

Mit meinem Mann, Harry Siegmund, und unserem Freund, Alfred Hovestadt, eröffnete ich ein Jahr nach dem Einstieg in die Schmerztherapie eine psychologische Gemeinschaftspraxis im selben Hause, in dem auch Frau und Herr Jungck praktizieren. So haben wir seitdem die für die Patienten optimale Voraussetzung, unsere psychologische Schmerzbehandlung mit den Maßnahmen der ärztlichen Schmerztherapeuten so intensiv wie möglich zu koordinieren. Frau und Herr Jungck erteilten mir freundlicherweise die Erlaubnis, das Datenmaterial ihrer Schmerzpraxis in diesem Buch vorzustellen. Dies kommt meinem Anliegen sehr entgegen, in diesem Buch – genau wie in meinem Erstlingswerk *Easy Weight* – eher über unsere praktische Arbeit mit den Patienten zu berichten, als ein Werk mit wissenschaftlichem Anspruch abzuliefern. Natürlich bin ich Akademikerin, aber beruflich zähle ich mich zu den Praktikern und nicht zu den Forschern und Wissenschaftlern. Oft denke ich, daß der Kontakt zwischen Praxis und Forschung viel kooperativer und von mehr Teamgeist geprägt sein müßte – aber dies gehört nur indirekt zu meinem Thema. Die Literaturliste im Anhang kann interessierten Lesern vielleicht weiterhelfen, wenn sie intensiver in das Thema »Schmerz« einsteigen möchten.

Was hat eigentlich das Thema »Schmerz« mit dem Thema »Übergewicht und Eßprobleme« zu tun, fragen viele, die mein erstes Buch *Easy Weight* gelesen haben. Es gibt zwei Parallelen. Schmerzen wie auch Essen können viel Kummer machen, aber der menschliche Organismus braucht beides zum Überleben. Eine komplette Raucherentwöhnung gefährdet noch nicht die körperliche Existenz, aber ohne jegliche Schmerzempfindung und ohne Essen lebt der Mensch gefährlich. Daher gilt es hier, sich nicht etwas abzugewöhnen, sondern darum, ein gutes und versöhntes Verhältnis zu dem zuvor »scheinbaren Gegner« herzustellen.

Die zweite Parallele ist die Radikalität, mit der sowohl viele Betroffene als auch deren Behandler das Eß- oder das Schmerzproblem zu meistern versuchen. Oft entsteht dann für den Organismus mehr Schaden als Nutzen. Man denke da an gar nicht so seltene Vorfälle wie »Kiefer verdrahten«, »Crash-Diäten«, an die Einnahme gefährlicher Appetitzügler und Schmerzmittel sowie an überstürzte schwerwiegende Opera-

tionen, nur »um zu sehen, ob die Schmerzen davon weggehen«, wie ein Patient sich neulich wortwörtlich ausdrückte.
Daher plädiere ich in meinen beiden Büchern für sanfte Methoden.

»Dann ist Schmerz ja ein Thema, das alle angeht, eine
Situation, in die wir und unsere Nächsten alle früher oder
später kommen können«, überlegte meine Kollegin. Das ist
sicher wahr. Irgendwann muß sich jeder Mensch damit auseinandersetzen – sei es anläßlich von Krankheit, Schmerzen oder
Alter –, daß sein Körper nicht aus ewig haltbarem Material
gemacht ist. In vielen Kulturen leisten oder leisteten die Reli-
gionen und die Kindererziehung die Voraussetzung dafür, daß
alle, also auch und gerade die Gesunden, auf diese unumgäng-
liche Erfahrung seelisch vorbereitet sein konnten. Alte Leute
können sich noch daran erinnern, daß es früher viel mehr
Menschen als heute gab, die trotz Schmerzen und »Zipperlein«
eine gelassene und heitere Lebenseinstellung behielten. Selbstverständlich bedeutet dies nicht aufzugeben, wenn noch eine
Heilung oder Linderung in Aussicht steht. Heute gibt es ja
schon sehr viel mehr effektive Therapiemöglichkeiten bei
Krankheit und Schmerz als früher. Daß aber eine Vorbereitung
aller auf Schmerzen in unserer Gesellschaft sich heutzutage
trotz der Fortschritte der Medizin leider doch nicht ganz erübrigt, sondern eigentlich bitter nötig wäre, habe ich während
unserer Arbeit mit den Schmerzpatienten erfahren. Zur Zeit
muß die psychologische Schmerztherapie nachholen, was die
Gesellschaft versäumt, und zwar immer erst zu einem Zeitpunkt, wenn das Kind schon in den Brunnen gefallen ist. Mit
anderen Worten: Dieses Buch ist für alle da. Für Menschen mit
chronischen Schmerzen, für Frauen, die sich auf die Geburt
vorbereiten, für jeden, der die Zahnarztbehandlung gelassen
überstehen möchte, und für die Gesunden, welche ihre kranken Mitmenschen besser verstehen lernen wollen.

I/1
Wenn der Schmerz zur Krankheit wird

Herr B. war sehr tüchtig in seinem Beruf als Abteilungsleiter in einer großen Firma. »Kranksein gab's für mich nicht.« Er sei noch mit Grippe und Fieber »in die Firma getobt«. Oft hat er sich über langsame und »umständliche« Kollegen geärgert. Er machte selten pünktlich Feierabend, nahm sich oft übers Wochenende noch Akten zur Durcharbeit mit nach Hause. Seine Frau und seine Kinder waren es nicht anders gewohnt. Sie hätten vielleicht oft gern etwas mehr von ihm gehabt, genossen aber auch den Lebensstandard, den Herr B. ihnen ermöglichte. Bei all den hohen Maßstäben, die er im Beruf an sich und andere stellte, hatte er auch gleichzeitig immer eine freundliche Ausstrahlung. Er war eine »Stehaufmännchen«-Natur. Auch in der Familie herrschte menschlich eine harmonische Atmosphäre – von den üblichen Reibereien einmal abgesehen. Herr B. war immer sehr stolz darauf, wieweit er es gebracht hatte. Er genoß das Ansehen und die vielen materiellen Vorteile, die mit seiner Arbeit verbunden waren.

Schon immer hatte er es allerdings zwei- bis dreimal im Jahr »im Kreuz« gehabt. Bis zu einer Woche hatte er dann mit seinem »Hexenschuß« zu tun. In der Regel half ein »Wärmepflaster«. Wie es zu dem Schmerzanfall gekommen war, konnte er manchmal gar nicht sagen. Mal hatte er bei der Gartenarbeit eine »dumme Bewegung« gemacht, oft aber auch schlichen sich die Beschwerden scheinbar grundlos ein.

Irgendwann verschwand der »Hexenschuß« nicht mehr nach

einer Woche, und Herr B. ging zum Orthopäden. Die Röntgen-
aufnahmen waren »in Ordnung«, bis auf »ein bißchen Verschleiß an einer unteren Bandscheibe oder so ähnlich«. Ihm
wurden Massagen und Krankengymnastik verschrieben. Ein
paar Termine nahm er wahr, dann ging er nicht mehr hin. »Ich
hatte doch keine Zeit für so was, konnte doch nicht mitten in
der Arbeit sagen: ›So, macht mal schön alleine weiter, ich bin in
zwei Stunden wieder da.‹« Um bei der Arbeit besser durchzuhalten, mußte er in den nächsten drei Wochen nahezu regelmäßig Schmerzmittel einnehmen. Nach einem Monat war alles
überstanden.

Im nachhinein meint Herr B., daß es seitdem »da hinten
irgendwie ein bißchen empfindlich blieb«. Nach einem halben
Jahr sollte die Firma auf EDV umgestellt werden. »Alle rannten
wie die Hühner durcheinander, wir standen wie vor einem
Berg.« Noch mehr Überstunden, Wochenende inbegriffen.
Dann wurde seine Mutter krank und in der Folge pflegebedürf-
tig. Herr B. und seine Frau nahmen die alte Dame zu Hause
auf. Die alte Dame entpuppte sich leider als unzufriedener und
rechthaberischer Haustyrann.

Irgendwann bekam Herr B. es dann wieder »im Kreuz«. Er
hatte so starke Schmerzen, daß seine Frau am Wochenende
den Notarzt holte. Der gab eine Spritze und verwies an den
Hausarzt. Eine Woche später stellte der Orthopäde den Bandscheibenvorfall fest. Zur Operation entschloß sich Herr B.
schweren Herzens erst drei Wochen später, denn in der Firma
war wie immer viel zu tun. »Vielleicht hätte man sich viel
schneller entscheiden müssen«, denkt er heute. Aus seiner
Sicht hatte allerdings diese Operation nicht den gewünschten
Erfolg. Es ging ihm zwar besser danach, jedoch blieb ein
Restschmerz übrig. Man erklärte ihm, daß sich durch den
Eingriff im Heilungsverlauf natürlicherweise Narbengewebe
im Bereich der Nervenaustrittskanäle des Wirbels gebildet habe
und daß dieses Gewebe die empfindlichen Nerven weiter
irritiere. »Dann muß man da noch mal ran!« war seine Reaktion. Sein behandelnder Orthopäde reagierte sehr vorsichtig.

Die Chancen standen nur 50:50, daß eine zweite Operation mehr Erfolg hätte. Aber Herr B. wollte sich nicht mit dem schon eingetretenen Erfolg begnügen und nahm die Sache selbst in die Hand. Er fand schließlich auch einen Orthopäden, der ihn aufgrund seines Drängens ca. anderthalb Jahre nach dem ersten Eingriff zu einem fähigen Chirurgen überwies. Leider sind durch diese Operation, die Herr B. in Kenntnis der Risiken freiwillig über sich ergehen ließ, die anderen, die unerwünschten, 50 Prozent eingetreten. Die Schmerzen sind schlimmer als je zuvor. Sie strahlen jetzt weit bis ins rechte Bein hinein, er hat Probleme beim Gehen, Liegen und Sitzen. Nach der Entlassung aus dem Krankenhaus bekam er Massagen, ging zur Krankengymnastik. Er nahm weiter seine Schmerzmittel ein. Insgesamt nahm er damals noch an, daß es wohl etwas länger dauern würde, bis die Schmerzen nach der Operation wieder ganz nachließen – so hatte man es ihm gesagt.

Nach wenigen Wochen zog es ihn wieder in die Firma. Er wurde da doch so gebraucht und konnte sich gar nicht vorstellen, wie man in der langen Zeit ohne ihn ausgekommen war. Nach drei Monaten mußte er kapitulieren. Da er bei seinen Vorgesetzten hoch angesehen war, kam ihm seine Firma sehr entgegen. Man gab ihm die Gelegenheit, nur noch halbtags zu arbeiten, wobei ihm der Anspruch auf den vollen Arbeitsplatz zugesichert blieb, »so lange, bis Sie wieder in Ordnung sind«. Noch ein weiteres halbes Jahr quälte er sich zur Arbeit. Dann gab er auf. Auf Drängen seiner Ärzte und seiner Familie reichte er seinen Rentenantrag ein – auf Zeit natürlich erst einmal.

Das schlimmste für Herrn B. ist, daß er sich heute »nutz- und wertlos« fühlt. Er schämt sich, Rentner zu sein, denn er war doch immer so stolz auf seine Fähigkeiten und somit auch auf seine Unabhängigkeit gewesen. »Manchmal denke ich sogar, ich habe gar keine Daseinsberechtigung mehr. Meine Frau ist immer entsetzt, wenn ich das sage – aber an einigen Tagen empfinde ich eben so.« Er hat Hemmungen, sich tagsüber im Garten sehen zu lassen, möchte vor den Nachbarn die

Tatsache, daß er Frührentner ist, am liebsten verheimlichen. Man kann verstehen, wie tief es einen Mann wie ihn getroffen hat, daß einer der ärztlichen Gutachter beim Rentenverfahren ihn während der Untersuchung unverhohlen als einen Simulanten hinstellte. »Ich hatte Mühe, auf die Liege zu kommen. Da sagte er ganz unwirsch zu mir: ›Na, so sehr brauchen Sie nun auch wieder nicht zu übertreiben.‹« Dieses Erlebnis hat er bis heute nicht verwunden.

Für seine Frau und seine Tochter ist er eine Belastung. Die Mutter ist inzwischen im Altersheim – dafür ist nun er das Familienproblem. Wo man sich früher gut verstanden hat, herrscht jetzt eine gespannte Atmosphäre, denn Herr B. ist meist mißmutig, fühlt sich durch die kleinste Ansprache gestört und belästigt. Er mag weder Freunde und Verwandte besuchen noch besucht werden, weil er immer Angst hat, er könne den anderen »die Stimmung verderben«, und sich »zusammenzureißen« fällt ihm furchtbar schwer. Seine Tochter geht ihm meist aus dem Wege. »Und ich befürchte, daß meine Frau das nicht mehr lange mit mir mitmacht«, sagt er, wobei er mühsam mit den Tränen kämpft. Die Sorgen und die Schmerzen führen dazu, daß er sich nach wie vor in der Rückenmuskulatur unbewußt verkrampft. Das verstärkt die Schmerzen oft noch.

Die Hoffnung, daß man ihm noch helfen könne, schwindet von Behandlungsversuch zu Behandlungsversuch. Neben dem postoperativ entstandenen Narbengewebe zeigt der Röntgenbefund eindeutig auch weitere »degenerative Veränderungen« im Lendenwirbelbereich. So ganz kann dieser Befund aber nicht das gesamte Ausmaß der von ihm geschilderten Schmerzen beschreiben.

Seit kurzer Zeit ist Herr B. beim ärztlichen Schmerztherapeuten in Behandlung. Jedoch ist er von dessen Vorschlägen zur Schmerzbehandlung »eigentlich etwas enttäuscht«. Krankengymnastik, Massagen, transkutane elektrische Nervenstimulation, Akupunktur, Lasertherapie und gar auch noch Psychotherapie scheinen ihm nicht so das »Richtige« zu sein. Seiner Meinung wäre eher eine dritte Operation angebracht. Daß die ihn behandelnden Ärzte damit mehr als zögern, wertet er nicht als Vorsicht, sondern insgeheim als ein »feiges« Verhalten. »Es muß doch einen geben, der mutig genug ist, da hinten noch mal aufzumachen und die Sache in Ordnung zu bringen«, ärgert er sich.

Unzufrieden ist Herr B. auch damit, daß der Schmerztherapeut ebenfalls unzufrieden ist – nämlich mit den Schmerzmitteln, die er einnimmt. »Die nehme ich jetzt schon jahrelang, und die helfen wirklich.« Einen Schmerzmittelentzug soll er machen und dann auf andere Analgetika (schmerzlindernde Medikamente) eingestellt werden. Das will er sich noch einmal gründlich überlegen. Schließlich hat sein Hausarzt ihm jahrelang »sein« Medikament verschrieben, und der wird sich doch auch etwas dabei gedacht haben. Überhaupt kommt es ihm in letzter Zeit so vor, als täte ihm »einfach alles« weh. Neuerdings leidet er zusätzlich unter Kopfschmerzen. Daß er in seiner schlimmen Situation nun auch noch mit dem Rauchen aufhören soll, empfindet er als eine besondere Härte: »Das letzte, was mir noch Spaß macht.«

Die Geschichte von Herrn B. kann stellvertretend für viele traurige »Schmerzkarrieren« stehen. Bei ihm ist der Schmerz zur Krankheit geworden. Typisch sind in seiner Geschichte die verschiedenen zeitlichen Phasen seines Leidens. Dr. Dietrich Jungck sagt hierzu:

»Zur zeitlichen Einordnung von Schmerzen hat die Arbeitsgemeinschaft der Schmerztherapeuten 1982 diese Übereinkunft getroffen:

– Akuter Schmerz dauert bis zu einer Woche. In diese Zeit fällt die Diagnostik, die Therapie setzt ein und zeigt in der Regel Erfolg.
– Protrahierter Schmerz dauert einige Wochen bis zu einem Monat. Hierzu sind Schmerzen zu rechnen, deren Diagnostik und/oder Behandlung längere Zeit erfordert, und die Folgen von Verletzungen und Operationen, die eine längere Nachbehandlung verlangen.

– Von chronifizierten Schmerzen sprechen wir dann, wenn die Schmerzen bis zu einem Jahr bestehen. Als Beispiel sind die Bandscheibenoperationen und die Amputation von Gliedmaßen angeführt, die eine längere Phase der Rehabilitation erfordern können. In diese Zeit fällt die Phase der Entstehung von Medikamentenproblemen, Enttäuschung über den ausbleibenden Behandlungserfolg, die Gefährdung des Arbeitsplatzes, die Furcht vor der Unbeeinflußbarkeit der Schmerzen und die Einengung des Bewußtseins und der Empfindungen auf die Schmerzen.

– Bestehen die Schmerzen länger als ein Jahr, ist der chronische Schmerz eingetreten. Zu den primär chronischen Schmerzen zählen wir: Migräne, postzosterische Neuralgie, Stumpf- und Phantomschmerz, Cluster-Kopfschmerz etc. Alle bisherigen Therapieversuche sind ohne Erfolg geblieben, zu den eigentlichen Schmerzen sind meist weitere, iatrogene (durch den Arzt ausgelöste) Schäden hinzugekommen. Die psychosozialen Auswirkungen haben den Patienten niedergedrückt. Der Schmerz ist lebensbestimmend geworden.«

Zum Thema »Psychogene Komponenten des chronischen Rückenschmerzes« kam eine Münsteraner Studie (H. G. Bergwald und C. E. Elger) zu folgendem Ergebnis: Bei allen beforschten Patienten gingen akute Schmerzphasen der chronischen voraus. Der Übergang vom akuten zum chronischen Schmerz fand fast immer in einer kritischen Lebensphase statt.

Auch Herr B. war beruflich und familiär außerordentlich belastet, als die chronische Phase seiner Krankheit einsetzte. Und wie bei vielen chronischen Schmerzkranken hat der Dauerschmerz auch bei Herrn B. zu einer Wesensveränderung geführt. Aus dem tüchtigen und lebensfrohen Mann ist ein nörgelnder, depressiv verstimmter Mitmensch geworden. Schmerztherapeuten nennen diese seelische Reaktion auf chronische Schmerzen das »algogene (also durch den Schmerz verursachte) Psychosyndrom«, ein von R. Wörz geprägter Fachbegriff. Auch bei Herrn B. drohen die Auswirkungen seiner veränderten Psyche, das Familienleben über Gebühr zu belasten. Es gibt Familien, die an einem solchen Streß in der häuslichen Atmosphäre zerbrechen. Dazu kommen Probleme mit Freunden und Bekannten, massive Selbstwertprobleme durch Gefährdung oder Verlust des Arbeitsplatzes und, daraus resultierend, natürlich finanzielle Sorgen. Das algogene Psychosyndrom ist ebenso behandlungsbedürftig wie vergleichsweise eine reaktive Depression.

Viele Schmerzpatienten müssen auch erleben, daß sie im Verlauf von Verfahren wegen Renten- und Invaliditätsansprüchen von dem einen oder anderen Gutachter ganz offen wie Simulanten behandelt werden. Das liegt oft daran, daß sie − wie in der Einführung erwähnt − nicht mit eindeutigen und typischen Lehrbuch-Symptomen »aufwarten« können, die man dann einer bestimmten schweren Krankheit mühelos zuordnen kann.

Typisch − nicht nur für Schmerzpatienten − ist oft auch leider die »Konsumhaltung«, die Herr B. nach wie vor seinen Ärzten gegenüber einnimmt: Mir tut was weh, ich geh zum Arzt, der gibt mir ein Medikament oder operiert, und dann bin ich wieder wie neu − ein Gedankengang, der uns allen in unserer Gesellschaft von Kindheit an beigebracht wird. Der Körper wird wie ein defektes technisches Gerät aufgefaßt, das man durch eine gelungene »Reparatur« wieder benutzbar macht. Wenn man dann erfährt, daß man auch selbst etwas für sich tun müßte, sind viele Patienten überrascht und oft sogar enttäuscht. Bei aller öffentlichen Kritik an den Ärzten muß auch einmal deutlich in diesem Zusammenhang gesagt werden, daß ein verantwortlich denkender Behandler schon einen sehr schweren Stand hat, wenn es gilt, sich den oft wirklich hartnäckigen Konsumwünschen einiger Patienten zu widersetzen. Verantwortungsvolle Behandler − die ja zu Recht von der Öffentlichkeit gefordert werden − sind noch lange kein effektiver Schutz gegen verantwortungslose Patienten. »Soll sie sich doch alle ihre Zähne herausreißen lassen«, sagte neulich ein befreundeter Arzt sarkastisch und bitter zugleich über eine seiner Patientinnen, auf die er lange »mit Engelszungen« einzureden versucht hatte. Wir kennen jemanden, der, obwohl ausreichend krankenversichert, Chirurgen aus seiner eigenen Tasche viel Geld dafür bot, ihm die Gallenblase herauszuoperieren. Er hatte auf normalem Wege keinen Arzt davon überzeugen können, daß diese Operation unbedingt wichtig sei, denn niemand konnte an seiner Gallenblase etwas Wesentliches aussetzen. Makaber und ein Thema für sich ist, daß er den Chirurgen seiner Träume auch fand. Jedoch kann man dem einzelnen Patienten nicht die volle Verantwortung für ein solches Handeln und Denken geben. Aufklärung und Umdenken für die Kranken und die (noch) Gesunden ist hier eben ein gesamtgesellschaftlicher Auftrag.

Herr B. ist erst seit kurzem Patient einer Facheinrichtung für Schmerzkrankheit. Wie viele seiner Mitpatienten muß er den für ihn ungewöhnlichen und neuen Ansatz erst einmal verstehen lernen. Natürlich wird er darin mit Geduld unterstützt. Viele unserer Schmerzpatienten können später auch rückblickend ihre bisherige »Karriere« mit einer kritischen Distanz sehen.

Und dies ist die Überleitung zum nächsten Merkmal etlicher »Schmerzkarrieren«: Bei Herrn B. haben sich zur eigentlichen Krankheit noch zusätzliche Symptome gesellt, die die Folge von Behandlungen sind. Seine zunehmende Schmerzempfindlichkeit im ganzen Körper deutet darauf hin, daß er inzwischen gesundheitlich auch unter den Nebenwirkungen »seines« Schmerzmittels leidet, das er schon seit zwei Jahren regelmäßig und in immer stärkerer Dosierung einnimmt. Die Zunahme der Schmerzen im Rücken ist Operationsfolge des zweiten chirurgischen Eingriffs. Natürlich muß hier gesagt werden, daß Operationen von Bandscheibenvorfällen überwiegend positiv verlaufen und oft auch vor lebenslangen Schmerzen bewahren. Jeder sollte aber gemeinsam mit dem Facharzt seines Vertrauens Operationsrisiken gründlich erörtern, sich über Alternativen sachkundig machen und eben nicht »mal schnell eben auf den OP-Tisch hopsen« (wörtliches Zitat einer Patientin).

Um Ihnen einen Eindruck davon vermitteln zu können, welche verschiedenen Symptome in einer Facheinrichtung für Schmerztherapie behandelt werden, gebe ich hier eine Auflistung der häufigsten Schmerzkrankheiten, die in der Praxis von Herrn und Frau Jungck vorkommen:

- KOPFSCHMERZEN
- GESICHTSSCHMERZEN
- KREUZ- UND RÜCKENSCHMERZEN
- VEGETATIVE REFLEXDYSTROPHIEN (ALGODYSTROPHIEN)
  Durch Überaktivität des sympathischen Nervensystems, eines Teils des vegetativen Nervensystems, entstehen Durchblutungsstörungen und Schmerzen, bzw. werden so unterhalten und verstärkt.

- MUSKULOSKELETTALE SCHMERZEN
  Schmerzen des gesamten Stütz- und Halteapparates (z. B. Schmerzen im Knie)
- POSTOPERATIVE SCHMERZEN
  Schmerzen als Operationsfolge
- POSTTRAUMATISCHE SCHMERZEN
  Schmerzen als Unfallfolge
- MEDIKAMENTENINDUZIERTE SCHMERZEN
  Schmerzen als Nebenwirkung von Medikamenten
- POSTZOSTERISCHE NEURALGIEN
  Schmerzen als Folge einer »Rose« (z. B. Gürtel- oder Gesichtsrose)
- PHANTOMSCHMERZEN
  Scheinbare Schmerzen in Gliedmaßen, die tatsächlich amputiert sind
- STUMPFSCHMERZEN
  Schmerzen, die nach einer Amputation im Stumpf direkt auftreten

- NEUROPATHIEN
  Schmerzen aufgrund von Schädigung (z. B. durch Einengung oder Entzündung) eines peripheren Nerves (einer Nervenbahn, die außerhalb des Zentralnervensystems, d. h. außerhalb der Nerven im Gehirn und Rückenmark verläuft)
- KREBSSCHMERZEN
  auch bekannt als Tumorschmerzen
- PSYCHOGENE SCHMERZEN
  Die Schmerzen haben seelische Ursache. Diese Schmerzart ist leider noch am wenigsten erforscht. Sicher ist, daß es sich auf keinen Fall um »eingebildete Schmerzen« handelt. So können Sorgen dazu führen, daß die Muskulatur des Rükkens sich *tatsächlich* verkrampft. Es ist denkbar, daß Nerven eingeengt oder Bandscheiben so gequetscht werden, daß sie sich verwölben oder es gar zu einem Bandscheibenvorfall kommt.

Erzählt uns jemand eine »fiese« Geschichte von beispielsweise einem zahnärztlichen Eingriff, so pressen viele von uns bei der innerlichen Vorstellung Zähne und Lippen zusammen. Wir zeigen also eine reale körperliche Reaktion auf einen vorgestellten Schmerz, als empfänden wir ihn tatsächlich. Damit uns aber unser Gehirn einen Schmerz derartig realistisch »vorspielen« kann, sind gewisse elektrochemische Reaktionsketten innerhalb bestimmter Gehirnzellen erforderlich, also konkrete körperliche Prozesse, die wir dann subjektiv tatsächlich empfinden. Insofern entsteht auch psychogener Schmerz STETS AUF EINER KÖRPERLICHEN GRUNDLAGE. Um diese Prozesse genau feststellen zu können, bedarf es einer Feindiagnostik, die es heute in der erforderlichen Form noch gar nicht gibt. Daher ist es nicht das Problem des Patienten, wenn die heutige Diagnostik zur Ursachenfindung und Erklärung psychogener Schmerzen nicht ausreicht.

Für den gesunden Laien ist es oft unvorstellbar, wo überall Menschen ständige Schmerzen haben können: in der Zungenspitze, an der Nasenwurzel, am großen Zeh, an den Geschlechtsorganen, im Bauch, am Herzen, an der Innen- oder Außenseite des Oberschenkels usw. Aber ganz gleich, wo er auftritt: Der chronische Schmerz quält und wird zum zentralen und damit lebensbestimmenden Problem vieler Menschen.

I/2
Positive Schmerzen

Es gibt für mich noch eine weitere Art von Schmerz, die im vorigen Kapitel noch nicht beschrieben wurde: Ich spreche vom *positiven Schmerz*, wenn er für uns in seiner subjektiven Bedeutung keine eigentliche körperliche Schädigung darstellt. Hierzu zählt der Schmerz, den Frauen bei der Geburt erleben, Schmerzen, die einen heilenden Eingriff, wie etwa die Zahnarztbehandlung oder die Muskelmassage, begleiten, und auch Schmerzen, wie sie beispielsweise beim Ohrlochstechen oder Tätowieren entstehen. Diese Schmerzen müssen oft ausgehalten oder erduldet werden, damit im weitesten Sinne ein positiver Effekt erzielt werden kann.

Bei einem akuten Schmerz, wie etwa beim quälenden Pochen eines entzündeten Mittelohrs, ist es sehr wichtig, daß das Leiden in den Mittelpunkt der Wahrnehmung gestellt wird. Nur so kann dieser Schmerz ernsthaft und stark genug daran erinnern, daß es Zeit ist, *jetzt und sofort* zum Arzt zu gehen und nicht zuvor noch in Ruhe eine Woche Urlaub zu machen. Hier wäre es Unsinn, einen besonderen Ehrgeiz darin zu entwickeln, diesen Schmerz tapfer auszuhalten. Akute Schmerzen müssen also zum Erhalt und zur Rettung der Gesundheit immer ausreichend heftig sein.

Positive Schmerzen dagegen müssen oft ertragen werden, um zu gesunden. Hier kann es sehr wichtig sein, Techniken zur Schmerzlinderung zu beherrschen, um den Schmerz subjektiv anders zu erleben, anders zu deuten, so daß er erträglich bleibt. Manchmal wird eine solche Technik ganz einfach mit einer betäubenden Spritze ersetzt. Aber es gibt Menschen, die eine derartige Angst vor Schmerzen haben, daß sie sogar den Piekser einer Spritze scheuen. In solchen Fällen kann eine gesteigerte Schmerzangst sehr nachteilige Folgen haben. So kenne ich Leute, die aus Angst vor Schmerz nicht zum Zahnarzt gehen und somit den Erhalt ihrer Gesundheit gefährden. In diese Kategorie gehören natürlich auch die Menschen, die aus ihrer Schmerzangst heraus übertrieben viele Schmerzmittel einnehmen und so ihre Gesundheit ruinieren.

Viele Frauen wollen die Geburt ihrer Kinder in vollem Bewußtsein erleben. Sie lehnen daher Schmerzmittel und entspannende Psychopharmaka während des Geburtsvorganges ab. Auch in diesem Zusammenhang werden dann Schmerzverarbeitungstechniken erforderlich, um den positiven Wehenschmerz mit mentalen Mitteln als erträglich zu erleben.

»Wer schön sein will, muß leiden«, sagt ein bekanntes Sprichwort. Seit Jahrtausenden halten überall auf der Welt Menschen Schmerzen aus, um schöner oder attraktiver zu werden. So bin auch ich beispielsweise stolze Besitzerin dreier Ohrlöcher und sogar eines quasi dritten kleinen Nasenloches für die Anbringung meines indischen Nasenschmucks (siehe Foto auf Bucheinband). Die entsprechenden Eingriffe erlebte ich im Vergleich zu einer Zahnarztsitzung als Kleinigkeit — was zählte, war das Ergebnis. So manche blendendweiße Zahnreihe vieler unserer Mitmenschen ist unter Schmerzen entstanden. Auch bei dieser Art von positiven Schmerzen erscheint vielen Menschen das entsprechende Durchhaltevermögen als erstrebenswert — wie beispielsweise all jenen, die gerne einen Ohrstecker tragen würden, wenn sie nur nicht solche Angst vor dem Ohrpieksen hätten.

Auch für den Umgang mit dieser Art Schmerz ist der sanfte Ansatz der psychologischen Schmerztherapie geeignet. Sollten Sie sich beispielsweise gerade auf eine Geburt oder auch auf eine unvermeidliche Operation vorbereiten, können die weiter hinten vorgestellten Übungen auch für Sie sehr hilfreich sein.

I/3
Die sanfte Schmerztherapie

Als Petra S. in meine Behandlung kam, war sie 18 Jahre alt. Sie litt seit ihrem 16. Lebensjahr an Migräne-Kopfschmerzen. In letzter Zeit waren die Anfälle immer häufiger geworden. Sie mußte sich ein bis zwei Tage bei verdunkelten Fenstern ins Bett legen und versäumte den Unterricht an der Fachhochschule, an der sie studierte. Von ihrem Hausarzt erhielt sie ein Medikament, das zwar half, »aber sicher sehr stark« war, weil sie sich davon »total beduselt, wie in Watte gepackt«, vorkam. »Es wäre schade, wenn das jetzt immer so weitergeht«, sagte der Neurologe, der sie einmal wegen der Kopfschmerzen untersuchen sollte. »Du bist noch so jung, willst du nicht einmal eine psychologische Behandlung ausprobieren − vielleicht brauchst du dann viel weniger Medikamente oder sogar überhaupt keine mehr − denn die haben ja mit der Zeit auch ihre Nebenwirkungen. Das wäre eigentlich das beste.« Sie wandte ein, irgend jemand habe ihr einmal gesagt, daß sie sich damit abfinden müsse, vielleicht sogar ein Leben lang Migräne zu haben, da ihre Mutter diese Kopfschmerzen auch habe, es könne vererbt sein. Der Neurologe meinte, versuchen solle sie die Behandlung trotzdem. Und sie solle ein wenig Geduld und Zeit mitbringen.

Bei der psychologischen Schmerzbehandlung hängt der Erfolg sehr davon ab, inwieweit die Patienten aktiv mitarbeiten. Petra S. machte die Mitarbeit großen Spaß. Sie setzte sich sogar zu Hause noch hin und schrieb Gedanken auf, die ihr nachträglich zu den Sitzungen einfielen. Wie viele Migränepatienten führte sie ein – wie wir zwei es nannten – »Vollgas/Vollbremsung«-Leben. Sie konnte sehr ausdauernd und überfleißig sein und wurde dann mitten aus der Aktivität durch die Migräneanfälle ins andere Extrem geworfen: stilliegen und gar nichts mehr tun. Rein physiologisch, also körperlich betrachtet, spielt sich beim Migränepatienten ein ähnliches Extrem ab: Die entsprechenden Blutgefäße im Kopfbereich sind entweder sehr verengt oder stark geweitet. Der Übergang von verengt zu geweitet kann – meistens im Ruhezustand – recht schnell eintreten. Indirekt geht die Gefäßerweiterung dann mit dem Migräneschmerz einher. Die genaue Schmerzentstehung kann man heute noch nicht beschreiben, jedoch haben gefäßverengende Maßnahmen einen schmerzlindernden und auch -vorbeugenden Effekt bei der Migräne.

Schon nach kurzer Zeit hatten wir erreicht, daß sich die beiden erwähnten Extreme bei Petra regelrecht »befreundeten«, anstatt in ihr wie zwei Feinde zu leben, von denen entweder der eine oder der andere die Oberhand hat. Entsprechend blieben dann auch die dazugehörigen körperlichen Extremreaktionen aus. Statt dessen fand sie innerlich zu einer wirklich »gesunden Mischung«. Wie man sich das vorstellen kann, ist im Kapitel III *Die Kraft des Unbewußten nutzen* geschildert, wo ich beschreibe, wie jeder kreativ mit den verschiedenen Teilen seiner Persönlichkeit arbeiten kann.

Petra lernte auch, wie man sich innerlich vom Schmerz distanzieren, ihn beruhigen oder ausblenden kann. Diesen Übungen widmet sich das Kapitel II *»Der Fakir« in uns*. »Neulich in der U-Bahn merkte ich ganz deutlich, wie sich wieder ein Anfall anbahnte«, berichtete sie uns. »Meine Tabletten hatte ich dabei, aber ich konnte sie ja während der Fahrt nicht nehmen! Also machte ich die Augen zu und konzentrierte mich intensiv auf die Übungen, die wir besprochen hatten. Ich wiederholte nur die Übung ›Sich vom Schmerz distanzieren‹ zwei- bis dreimal. Die Schmerzen gingen wirklich weg, ich konnte es kaum glauben! Der Anfall blieb aus.« Von diesem

Zeitpunkt an nahm sie bewußt keine Medikamente mehr ein. Die Entdeckung ihrer mentalen Möglichkeiten faszinierte sie regelrecht. Viel später, als die Behandlung schon abgeschlossen war, hörte ich von ihr, daß sie das Erlernte nach wie vor für sich selbst einsetzt – und zwar auch bei anderen körperlichen oder seelischen Schwierigkeiten. Somit wurde die psychologische Schmerzbehandlung ein Bestandteil ihrer eigenen mentalen Fähigkeiten.

Ich möchte hier einmal beschreiben, wie Petras Migränekarriere typischerweise weiter hätte verlaufen können: Sie nimmt ihre Medikamente jeweils beim Anfall ein. Am besten wirkt ein Präparat, welches aus einem »Cocktail« verschiedener Wirkstoffe zusammengesetzt ist: Ergotamintartrat, Acetylsalicylsäure (ASS), Phenazetin, Codeinphosphat, Coffein, Phenobarbital. Das Repezt läßt sie sich meistens vom Arzt zuschicken. Hat sie »ihr« Medikament einmal nicht auf Vorrat, versorgt sie sich in der Apotheke mit den gängigen bekannten Schmerzmitteln, die größtenteils auch »Wirkstoffcocktails« sind. Im Laufe der Jahre steigert sie den Konsum, da die Mittel nicht mehr so prompt wie anfänglich wirken. Die Schmerzen treten öfter auf, die Anfälle kommen häufiger. Jetzt muß ihr der Arzt sogar stark wirkende Zäpfchen verordnen. Sie ist schon längst dazu übergegangen, die Medikamente auch vorbeugend zu nehmen, da ihre Angst vor den Schmerzen wächst. Sie weiß nicht, daß ein großer Anteil ihrer Schmerzen Nebenwirkungen der Medikamente sind, die sie gegen die Schmerzen einnimmt, und daß sie von den Mitteln abhängig geworden ist.

Nach einigen Jahren leidet sie mehr und mehr unter psychischen Beschwerden: unerklärliche Ängst, innere Unruhe, oft depressive Gedanken. Daraufhin wird sie mit Psychopharmaka behandelt. Am besten wirkt eine sogenannte »Depotspritze«, die sie einmal wöchentlich bekommt. Sie weiß nicht, daß die jahrelange Einnahme »ihrer« Schmerzmittel als Nebenwirkung auch gravierende psychische Störungen hervorrufen kann.

Vielleicht leidet sie auch darunter, daß ihre Ehe kinderlos

bleibt. Sie und ihr Mann lassen eine Reihe der verschiedensten Untersuchungen über sich ergehen. An ihrem Mann scheint es nicht zu liegen. Sie entscheidet sich zu einer Hormonbehandlung – ohne den gewünschten Erfolg. Sie und ihr Mann wissen nicht, daß die Einnahme der Schmerzmittel Unfruchtbarkeit zur Folge haben kann.

Wieder einige Jahre später stellt sich bei ihr ein Nierenversagen ein. Schließlich wird sie zur Dialyse-Patientin und muß zweimal pro Woche an die künstliche Niere angeschlossen werden. Petra ist jetzt vielleicht 45 Jahre alt.

Man geht heute davon aus, daß 15 bis 20 Prozent aller Dialyse-Patienten Menschen sind, die zuvor eine jahrelange Kopfschmerz-»Karriere«, verbunden mit dem entsprechenden Medikamentenmißbrauch, durchlaufen haben.

Für Petra ist diese Entwicklung glücklicherweise nur von mir ausgedacht. Für viele andere Schmerzkranke ist sie aber Realität geworden. Oft werden bei uns heute gleich »alle Geschütze« aufgefahren, um den Schmerz möglichst gründlich und radikal zu bekämpfen. Übrig bleibt häufig ein gesundheitliches Schlachtfeld, auf dem mehr Zerstörtes als Gerettetes zu sehen – und eben auch schmerzlich zu fühlen – ist.

Sowohl Medikamente als auch Operationen sind aus einer sinnvollen Schmerztherapie nicht wegzudenken. Es sind in der Regel oft aber die einzigen Verfahren, die den Patienten zur Linderung ihrer Leiden vorgeschlagen werden. Meist wissen die Patienten gar nichts von möglichen Behandlungsalternativen. Wirklich ausschlaggebend für den Behandlungserfolg ist dann natürlich auch noch, *welche* Medikamente und *welche* Operationen zur Schmerztherapie eingesetzt werden. So kann eine Bandscheibenoperation wirklich segensreich wirken, jedoch bei der Planung der fünfzehnten (!) Knieoperation, nachdem die Schmerzen durch die Eingriffe zuvor sich eher verschlimmert als verbessert haben, sollten Arzt und Patient sich wirklich kritisch fragen, auf welchem Weg sie sich befinden. Ein beinamputierter Mann wurde wegen Stumpfschmerzen dreißigmal operiert. »Dabei ist nun wirklich bekannt, daß ca. sechs Wochen nach einem solchen Eingriff, der vielleicht vorübergehend tatsächlich von den Schmerzen befreit, die gleichen Schmerzen im neuen Stumpfbereich meistens wieder auftreten!« kommentiert der ärztliche Schmerztherapeut Dr. Flöter aus Frankfurt.

Einem seiner Patienten mit quälenden Rückenschmerzen, Herrn S., wurde vorgeschlagen, sich seine rechte steife Schulter nebst gesundem Arm (das muß man bei einem solchen Eingriff »in Kauf« nehmen) amputieren zu lassen. Der Mann benötigte wegen seines steifen Schultergelenkes einen Stützapparat für den betreffenden Arm. Legte er diese Stützhilfe ab, verschlimmerten sich die Schmerzen im Rücken als Folge einer sehr starken Muskelanspannung, die entstand, um den gewissermaßen hängenden Arm durch eine Gegensteuerung in der Haltung auszubalancieren. Sind aber Schulter und Arm nicht mehr da, müssen sie auch nicht mehr ausbalanciert werden, und die Rückenschmerzen sind behoben, war die Logik, auf der der Amputationsplan aufbaute. Keiner dachte daran, daß der Patient natürlich nach der Amputation die verbleibende linke Schulter ebenso unnatürlich anspannen muß, um das körperliche Ungleichgewicht aufgrund der fehlenden Schulter durch die Haltung zu korrigieren. Deswegen bestehen seine Rückenschmerzen natürlich weiter, und zusätzlich muß Herr S. jetzt auch noch Stumpf- und Phantomschmerzen aushalten.

Die Konsequenzen der Armamputation kann er auch seelisch nur sehr schwer verkraften. »Keiner sprach vor oder nach der Operation mit mir über die einschneidenden Veränderungen in meinem Leben, die sich aus diesem Eingriff ergeben würden. Ich hoffte doch nur, keine Schmerzen mehr zu haben. Daß ich mit einem fehlenden Arm nur unter wirklichen Schwierigkeiten in Ruhe lesen könnte – daran hat man gar nicht gedacht. Dabei hat mir Lesen immer viel bedeutet und auch bei Schmerzen sehr zur Ablenkung verholfen. Und dies ist nur eines von vielen Beispielen.«

Sanfte Schmerztherapie bedeutet: effektiv helfen und heilen, aber nicht um jeden Preis. Der Nutzen für die Gesamtgesundheit sollte bei einer sinnvollen Therapie immer gegenüber den Nebenwirkungen und Risiken überwiegen. Die sanfte Schmerztherapie stellt die Anforderung, daß Medikamente und Behandlungsmethoden, die als schmerzchronifizierend einzuschätzen sind, unterlassen werden. Die Patienten müssen über die schmerzverstärkenden Risiken von bestimmten Behandlungsmethoden aufgeklärt werden.

Viele Behandlungsansätze in schmerztherapeutischen Spezialeinrichtungen beziehen sich heute noch auf die Abmilderung der Folgen vorangegangener Heilungsversuche. So muß der Schmerztherapeut sehr oft seine Patienten vom Medikamentenmißbrauch heilen oder beispielsweise durch viele Operationen entstandene Narbenfelder »entstören«. Verhärtetes Narbengewebe kann die gemäß der Akupunkturlehre angenommenen Energiebahnen im Körper empfindlich blockieren und somit Verursacher von Schmerz sein.

Wenn Menschen unter chronischen Schmerzen leiden, sollte möglichst versucht werden, den Medikamentengebrauch so gering wie möglich zu halten oder auf eine sinnvolle regelmäßige Einnahme der Medikamente zu achten. Invasive Maßnahmen, wie beispielsweise Operationen, müssen gut begründet sein und, wie der Fall von Herrn S. zeigt, in all ihren Konsequenzen und Risiken *zuvor* von Arzt und Patient gemeinsam durchdacht werden. Viele Menschen mit chronischen Schmerzen denken oft den gefährlichen Gedanken: »Was weg ist, kann nicht weh tun, also laß ich mir herausreißen, was mich schmerzt.« Einen solchen Fehlschluß müssen viele Patienten mit einer Verschlimmerung ihrer Leiden bezahlen. Heute tut es Frau A. beispielsweise leid, daß sie fünf gesunde Zähne bereitwillig opferte, nur um herauszufinden, daß ihr Gesichtsschmerz *nicht* durch diese Zähne verursacht worden war.

Es müssen sinnvolle Methoden miteinander kombiniert und nicht nacheinander angewandt werden. So zeigt eine Untersuchung mit Rückenschmerzpatienten, daß sich diese

Beschwerden *bei den meisten Patienten* erheblich schneller ver-
bessern, wenn von Anfang an eine psychologische Schmerzbehandlung mit in das Behandlungskonzept eingreift. Wir Psychologen sind für viele unserer Schmerzpatienten in der Realität jedoch oft der letzte Versuch, wenn alles andere nicht
geholfen hat. Das ist so, als behandelte der Zahnarzt nur selten
Karies, weil alle erst kommen, wenn der Zahn schon entzündet
ist. Eine meiner Patientinnen hatte vier Jahre lang stärkste
Schmerzen in der rechten Schulter, bevor sie überhaupt erfuhr,
daß es die psychologische Schmerzbehandlung gibt. Bereits
nach fünf Sitzungen setzte für sie eine spürbare Verbesserung
ein. »Ich bin sicher, ich hätte mir viel erspart, wäre ich schon
früher hierher gekommen«, sagt sie heute. Heute weiß sie
auch, daß ihre Schmerzen in der Schulter größtenteils psychische Ursachen hatten.

Neben der psychologischen Schmerzbehandlung gibt es
noch eine Reihe von effektiven schmerztherapeutischen Verfahren, die man eher dem sanften Behandlungsansatz zuordnen kann und die unserer Meinung nach oft zuwenig oder nur
sehr inkonsequent ausgeschöpft werden. Ich möchte hier
einige stichwortartig nennen:

– TRANSKUTANE ELEKTRISCHE NERVENSTIMULATION,
  im folgenden TENS genannt
  Bei dieser Methode werden elektrische Ströme über aufge-
  klebte Elektroden auf die Haut geleitet. Man hat herausgefunden, daß auch mit schwachem elektrischem Strom
  Schmerzen gemildert oder ganz ausgeschaltet werden können. Nach einer Einweisung kann der Patient die Behandlung selbst zu Hause mit Hilfe eines portablen *Tensgerätes*
  durchführen.

– LASERBEHANDLUNG
  Als weitere nicht-invasive Behandlungsart ist die Bestrah-
  lung mit Laser zu nennen, wobei sich besonders die Power-
  Laser-Bestrahlung, also die Anwendung hochenergetischer

Laserstrahlen im Infrarot-Bereich, bewährt hat. Anwendungen sind z. B.: ausgedehnte Vernarbungen (wie nach mehrfachen Bandscheiben- und Rückenoperationen), Schäden durch Röntgen- und Kobaltstrahlen (wie nach Brustkrebsoperationen). Bei manchen Patienten ist auch eine Akupunktur mit niederfrequenten Laserstrahlen erfolgreich.

– AKUPUNKTUR
Die Akupunktur galt bei uns jahrelang als sehr umstritten. Immer wieder wurde von einer stark schmerzlindernden Wirkung berichtet. Sensationell war das Einsetzen von Akupunktur bei Operationen als Anästhesiemittel. Heute können die Wirkungsmechanismen teilweise auch aus westlicher wissenschaftlicher Sicht erklärt werden. Neben der Schmerzlinderung hat Akupunktur nachgewiesenermaßen einen allgemeinen und auch auf bestimmte Muskelgruppen wirkenden Entspannungseffekt. Die Akupunktur ist heute aus der Schmerztherapie nicht mehr wegzudenken.

– MASSAGEN
Massage wurde bei uns schon seit Jahrhunderten zur Schmerzlinderung eingesetzt. Heute gibt es eine ganze Reihe von verschiedenartigen Massagen, die helfen können. So haben sich beispielsweise Bindegewebsmassagen besonders bei Migräne bewährt. Muskelmassagen helfen bei schmerzhaften Verspannungen. Auch die Massage sollte kombiniert mit anderen Verfahren angewandt werden, wie beispielsweise der Krankengymnastik.

– KRANKENGYMNASTIK
Sie stellt oft den Erfolg der Massagen sicher. Gerade bei Rückenschmerzen ist ein dauerhaftes Umlernen in Körperhaltung und -bewegung für eine Linderung der Schmerzen unumgänglich. Es ist von einer regelrechten »Rückenschule« die Rede, in der Patienten ein für sie optimales Bewegungsprogramm erlernen. Sehr wichtig ist das Trai-

ning und der Aufbau von Muskulatur, um die geschädigte Wirbelsäule oder den sensiblen Halteapparat zu entlasten. Untersuchungen bei Rückenschmerzpatienten haben gezeigt, daß eine konsequente Krankengymnastik oft auch Operationen vermeiden hilft. Der Erfolg der Krankengymnastik steht und fällt mit der aktiven Mithilfe des Patienten. Tägliches Anwenden der Übungen ist absolut erforderlich.

– CHIROTHERAPIE
Blockierungen von Gelenken können zu Schmerzen und zu Bewegungsverlust führen. Der Chirotherapeut hat gelernt, durch gezielte Handgriffe die Gelenke, laienhaft ausgedrückt, wieder »einzurenken«, was dann oft auch mit den entsprechenden Geräuschen verbunden ist. Chirotherapie kann nur vor dem Hintergrund guter Ausbildung und Erfahrung und vor allem mit sehr viel Fingerspitzengefühl ausgeübt werden.

– REIKI
Dabei handelt es sich um eine alternative Heilmethode des Handauflegens, die ich selbst erlernt habe und daher hier auch erwähnen möchte. Gerade Schmerzen und Verspannungen können durch diese sehr sanfte Methode gelindert werden. Blutungen, wie sie z. B. bei einer Verletzung mit dem Brotmesser auftreten, werden durch das Handauflegen meist sofort gestillt.

Natürlich gibt es auch wirksame schmerztherapeutische Maßnahmen, deren Einsatz mit Risiken verbunden sind und die daher nur von ausgebildeten Schmerztherapeuten ausgeführt werden sollten. Hierzu gehören beispielsweise die sogenannten *Lokalanästhesien*, die nur unter bestimmten Sicherheitsvorkehrungen und vom Experten durchgeführt werden sollten. Bei diesem Verfahren werden – z. B. mit einer Spritze – bestimmte Nerven ganz gezielt, also lokal, betäubt. Meist ergibt sich daraus in dem anästhesierten Bereich eine Schmerzlinderung oder auch Schmerzbefreiung. Oft hält dieser positive Effekt länger an, als das eigentliche Betäubungsmittel selbst wirkt, manchmal sogar Tage oder Wochen.

Besonders die »Sympathikus-Blockaden« möchte ich hier erwähnen, die der Schmerztherapeut u. a. bei akutem Herpes Zoster (z. B. Kopf- oder Gürtelrose) einsetzt. Aufgrund dieses Verfahrens kann in den meisten Fällen vermieden werden, daß die Erkrankten nach Abklingen der Rose chronische Schmerzen zurückbehalten. Voraussetzung ist allerdings, daß möglichst *sofort* entsprechend reagiert wird, also unmittelbar bei Auftreten der Krankheit. Leider gilt dieses immerhin fünfzig Jahre alte und wirklich bewährte Verfahren unter vielen Ärzten auch heute noch nicht als eine selbstverständliche Therapie von Herpes Zoster. Hiermit wird die Bitte und die Empfehlung an alle Ärzte ausgesprochen, ihren an Rose erkrankten Patienten eine Behandlung mit Sympathikus-Blockaden durch den Experten zu ermöglichen. Dr. Jungck: »Zu uns werden die Patienten oft erst dann geschickt, wenn nach dem Herpes Zoster eine meist lebenslange chronische Neuralgie zurückgeblieben ist. Eine solche Neuralgie ist äußerst schmerzhaft und gilt als kaum behandelbar.«

Die oben genannten Verfahren sind natürlich unvollständig ausgewählt, da dies ein Buch über die psychologische Schmerzbehandlung ist. Wenn Sie mehr über andere schmerztherapeutische Methoden für sich selbst erfahren wollen, sollten Sie sich an eine schmerztherapeutische Facheinrichtung wenden. Im Kapitel XIII *Zur gegenwärtigen Situation der Schmerztherapie in der Bundesrepublik* finden Sie Hinweise auf entsprechende Adressen.

Bei etlichen Schmerzzuständen gibt es ganz eindeutige methodische Ansätze in der Therapie. Ist jedoch, wie so oft bei Schmerzzuständen, eine Krankheitsursache oder auch eine Therapie nicht eindeutig zu finden, und es muß »ausprobiert« werden, was hilft, dann sollten immer die Verfahren mit den geringsten Nebenwirkungen als *allererste* angewandt werden. Diese Verfahren eignen sich auch schon für einen intensiven Einsatz, wenn die Schmerzursache noch nicht gefunden ist. Die Diagnostik wird in dieser Zeit natürlich weiter betrieben. Das Schlimmste, was passieren kann, ist, daß diese Therapien nicht wirken. Und das ist, bei allem, was ich zuvor beschrieben habe, ein großer Pluspunkt dieser Methode, da auch bei vielen Behandlungsansätzen mit negativen gesundheitlichen Nebenwirkungen der Erfolg ausbleibt. Sehr oft ist die Eigeninitiative des Patienten mit ausschlaggebend für den Erfolg »sanfter« Behandlungen, man denke hier an psychologische Schmerzbehandlung, TENS oder Krankengymnastik. Viel zu oft scheitern diese effektiven Ansätze daran, daß sie nur halbherzig betrieben werden.

Hier ist eigentlich gefordert, daß alle Ärzte, an die sich ja der Schmerzpatient in der Regel zuerst wendet, viel besser in der Gesprächsführung mit den Patienten trainiert sein müßten, als es oft der Fall ist. Zuerst ist es meist die Aufgabe des Behandlers, den Patienten zur Mitarbeit zu motivieren und sein Interesse für seine eigene Gesundheit zu wecken. Da Schmerzkranke verständlicherweise auch meist zu den »schwierigen« Patienten gehören (siehe das »algogene Psychosyndrom«), sind an den Arzt oft hohe Anforderungen bezüglich seiner Gesprächsführung gestellt. Hierauf geht das Kapitel X *Wie rede ich mit meinen Schmerzpatienten?* gesondert ein.

I/4
Das Thema Medikamente

In den Kapiteln zuvor erwähnte ich schon häufiger, wie wichtig es ist, Medikamente bei chronischen Schmerzen richtig einzusetzen. Daß man bei Schmerzen eine Tablette nehmen muß, wissen bei uns schon kleine Kinder. Außerdem hilft die Psychopharmaka-Werbung tüchtig dabei mit, daß viele Menschen denken, bei Schmerzen gehörten Medikamente ebenso in den Körper wie Öl ins knarrende Getriebe. Bei vorübergehenden akuten Schmerzen, wie z. B. heftigen Zahnschmerzen, können und müssen die Nebenwirkungen von Analgetika (schmerzstillenden Medikamenten) oft hingenommen werden. Da die Schmerzen in der Regel nur einige Tage anhalten, kann das Medikament relativ schnell wieder abgesetzt werden.

Bei chronischen Schmerzen sollte der Gebrauch von Schmerzmitteln möglichst gering gehalten werden. »Nichtmedikamentösen Behandlungsformen ist der Vorzug einzuräumen« (Dr. Jungck). Natürlich kann man oft, z. B. bei sehr schweren chronischen Schmerzzuständen, auf schmerzstillende Medikamente nicht verzichten. In einem solchen Fall müssen die Schmerzmittel sogar ausreichend hoch dosiert sein. Doch sollten sie niemals die einzige Therapie von Dauerschmerzen darstellen, sondern mit anderen sinnvollen Maßnahmen kombiniert werden. Außerdem gibt es eine ganze Reihe von Analgetika, die nach Meinung vieler Schmerzexperten sogar *in keinem Fall,* also weder bei akuten noch bei chronischen Schmerzen, eingenommen werden sollten. Hier-

44

bei handelt es sich um sogenannte »Mischanalgetika«, bei denen schmerzstillende Substanzen mit anderen Wirkstoffen gemixt werden, wie z. B. mit Coffein, Barbituraten, Benzodiazepinen, Ergotalkaloiden. Außerdem werden oft auch schmerzstillende Wirkstoffe wie beispielsweise Paracetamol und Acetylsalicylsäure (der Wirkstoff von Aspirin) untereinander kombiniert. Sollten diese Begriffe für Sie »böhmische Dörfer« sein, dann fragen Sie danach Ihren Arzt oder Apotheker, wenn Sie Schmerzmittel einnehmen wollen oder sollen. Lassen Sie sich ausführlich beraten, und studieren Sie auf jeden Fall den Beipackzettel zu Ihren Medikamenten. Mischanalgetika sind niemals zur Schmerzlinderung angebracht. Daß sie nach wie vor so häufig verordnet werden, ist für viele Schmerztherapeuten völlig unverständlich angesichts der gesundheitlichen Schädigung.

Hier nenne ich Ihnen stichwortartig nur einige der Folgen von Mischanalgetika-Mißbrauch (nach Dr. Jungck):

- TOXISCHE KOPFSCHMERZEN
  (Kopfschmerz als Vergiftungserscheinung)
- MIGRÄNE-CHRONIFIZIERUNG
- ABHÄNGIGKEIT
- PERSÖNLICHKEITSVERÄNDERUNG
- ORGANISCHES PSYCHOSYNDROM
  (psychische Störungen allgemeiner Art als Folge der Medikamenteneinnahme)
- HYPERTONIE
  (Bluthochdruck)
- GENERALISIERTE ARTERIOSKLEROSE
  (Arterienverkalkung)
- HERZKLAPPENVERÄNDERUNGEN
- PIGMENTIERUNG
  (Verfärbung der Haut)
- VORZEITIGES ALTERN
- SCHWANGERSCHAFTS- UND KEIMDRÜSEN-
  BEEINFLUSSUNG

- ABORT
  (Früh- oder Fehlgeburt)
- UNFRUCHTBARKEIT
- UNREGELMÄSSIGE MENSTRUATION

»Fast die Hälfte der Patienten, die in unsere Schmerzpraxis überwiesen werden, leiden unter Kopfschmerzen. Viele dieser Patienten, die uns wegen ›täglicher Migräneanfälle‹ oder Dauerkopfschmerzen konsultieren, haben früher lediglich unter periodischen oder anfallsweisen Kopfschmerzen in größeren Zeitabständen gelitten. In der überwiegenden Mehrzahl dieser Fälle ist die Ursache der Dauerkopfschmerzen aus der Anamnese (Krankengeschichte) abzuleiten: der jahre- oder jahrzehntelange Abusus (Mißbrauch) von Mischanalgetika hat zur Schmerzchronifizierung geführt.« (Dr. Jungck)

Auch andere Schmerzkranke, wie beispielsweise Rückenschmerzpatienten, sind oft von Mischanalgetika abhängig geworden. All diese Patienten müssen regelrecht von ihren Medikamenten entzogen werden, bevor ihnen sinnvoll bei den Schmerzen weitergeholfen werden kann. Ein solcher Entzug kann genauso dramatisch verlaufen wie jeder andere Drogenentzug. Vorübergehend kommt es zu Entzugserscheinungen: verstärkte Schmerzen oder Kreislaufbeschwerden wie Schwindel, Übelkeit, allgemeines Schwächegefühl. Daher muß ein solcher Entzug in einer Facheinrichtung durchgeführt werden. Oft gehen die Patienten dazu in ein Krankenhaus. Ärztliche Schmerzpraxen führen einen solchen Entzug auch ambulant durch. Hier muß der Patient dann jeden Tag kommen. Oft benötigt er während des Entzugs andere Medikamente. Am wichtigsten jedoch sind motivierende, regelmäßige Gespräche in dieser Zeit. Daher ist es sehr sinnvoll, wenn ein solcher Entzug auch von einem psychologischen Schmerztherapeuten mitbegleitet wird.

Im Zeitraum von 1982 bis 1988 führten Frau und Herr Jungck bei 751 ihrer Kopfschmerzpatienten einen ambulanten Entzug von Analgetika-Mischpräparaten durch — mit folgendem Ergebnis:

536 = 71 Prozent ohne Dauerkopfschmerz
141 = 19 Prozent deutlich gebessert
 74 = 10 Prozent unzureichend gebessert
       (davon 30 nicht drogenfrei)

Wenn Schmerzmedikamente genommen werden müssen, ist es also immer angebracht, sogenannte Monopräparate, also Mittel mit nur einem Wirkstoff, einzunehmen. Paracetamol oder ASS sind solche Wirkstoffe, die auch als Monopräparate auf dem Markt sind. Hierbei handelt es sich jedoch ebenfalls nicht um völlig harmlose Mittel, sondern auch sie können ihre Nebenwirkungen haben. Daher sollte Ihr Arzt unterrichtet sein, wenn Sie diese Präparate regelmäßig einnehmen.

Ich möchte beim Thema Medikamente in der Schmerztherapie noch auf eine erstaunliche Kehrseite der Medaille eingehen: Nach Meinung der Schmerzexperten sind bei bestimmten schweren Schmerzzuständen stark wirkende Medikamente unbedingt erforderlich. So können bestimmte Krebsschmerzen nur mit Opiaten, wie z. B. Morphin, lindernd beeinflußt werden. Es besteht jedoch plötzlich eine große Scheu, solche Mittel sinnvoll einzusetzen. Leider wird der medizinische Einsatz dieser Medikamente fälschlicherweise oft mit Drogensucht in Verbindung gebracht. Wenn die betroffenen Patienten wirklich nach etwas süchtig sein sollten, so sind sie es nach Schmerzfreiheit. Die euphorisierende Wirkung dieser Mittel interessiert sie in der Regel weniger. Dr. Kathleen M. Foley sagte auf dem 5. Welt-Schmerz-Kongreß in Hamburg: »Wenn bei meinen Krebspatienten die Schmerzen zurückgehen, setzen sie die Opiate selbst ab und verkaufen sie nicht etwa auf den Straßen New Yorks.« Schmerzspezialisten aus aller Welt forderten auf diesem Kongreß, daß Patienten mit Tumorschmerzen (also Krebsschmerzen) regelmäßig eine ausreichend hohe Dosis von Morphin erhalten sollten, so daß ein gewisser Wirkstoff-»Spiegel« gehalten wird. Schlimm ist es, die Patienten durch Unterbrechung der Medikamentengabe tief in ein »Schmerzloch« fallen zu lassen und ihnen dann wieder das Opiat zu geben.

Auf diese Art und Weise macht man die Patienten viel eher abhängig – verständlicherweise.

Prof. Dr. Dr. Manfred Zimmermann aus Heidelberg nimmt an, daß etwa 100 000 Patienten mit unterschiedlichen schwersten Schmerzzuständen in der Bundesrepublik mit Schmerzmitteln unterversorgt sind. Neben der unbegründeten Angst vor einer Abhängigkeit spielt bei vielen Ärzten noch ein anderes Problem eine Rolle: die Betäubungsmittel-Verschreibungsverordnung, mit anderen Worten also die Bürokratie. Machen Ärzte bei der Verordnung von Opiaten nur eine Kleinigkeit falsch, so müssen sie gleich mit Geldstrafen und beruflichen Sanktionen rechnen.

Auch bei anderen Schmerzmitteln wird von Schmerzexperten gefordert, sie ausreichend hoch zu dosieren, wenn man sich einmal für sie entschieden hat. Bei Dauerschmerzen wird eine Intervalltherapie empfohlen: Die Analgetika werden also nicht im Schmerzanfall, sondern, regelmäßig über den Tag verteilt, sozusagen auch vorbeugend eingenommen.

Überhaupt geht man bei vielen Schmerzsymptomen zu einer sogenannten Intervalltherapie über. Bei Migräne-Kopfschmerz galten lange Zeit sogenannte Ergotaminpräparate als sehr wirkungsvoll. Heute weiß man, daß Ergotamine erhebliche Nebenwirkungen haben können. Migränepatienten werden heute vorzugsweise vorbeugend mit sogenannten Beta-Blokkern oder Calcium-Antagonisten behandelt, die keine Schmerzmittel sind, sondern dafür sorgen, daß die Gefäße sich nicht zu stark erweitern können. Auch die Beta-Blocker werden als Intervalltherapie eingesetzt.

Sehr viele Schmerzpatienten nehmen auch noch andere Arten von Medikamenten gegen die verschiedensten Folgen der chronischen Schmerzen ein. Hierzu zählen Schlaf- und Beruhigungsmittel und natürlich auch Psychopharmaka. Über diese Medikamente gibt es eine Menge zu sagen, was sicher über den Inhalt dieses Buches hinausginge. In bestimmten Fällen ist der Einsatz von Psychopharmaka bei chronischen Schmerzen sehr sinnvoll. Die Schmerzexperten sind sich aber darüber einig, daß gerade Schmerzpatienten nur solche Mittel dieser Art einnehmen sollten, die *nicht dämpfen, nicht inaktivieren* und *nicht abhängig machen.* Gerade die Schmerzkranken sind aufgrund des algogenen Psychosyndroms sehr stark gefährdet, sich zurückzuziehen, zu isolieren und die eigenen Interessen zu vernachlässigen. Diese Tendenz darf auf keinen Fall durch Medikamente noch stabilisiert werden. Und es ist auch wirklich nicht nötig, daß zum Schmerzproblem auch noch beispielsweise eine Tranquilizer-Abhängigkeit hinzukommt. Optimal ist es, wenn der Neurologe über die Art der Mittel gemeinsam mit den anderen behandelnden Schmerztherapeuten berät.

Zum Thema Medikamente möchte ich ergänzend sagen, daß es heute in manchen Kreisen der Bevölkerung als absolut indiskutabel gilt, sich überhaupt mit Medikamenten zu helfen. Oft aber kann eine sinnvolle Medikamentenbehandlung durchaus angebracht sein. Wichtig ist, daß die Medikamente bei Schmerzen oder auch psychischen Störungen nicht die einzige Therapie sind, damit sie keinen zentralen Stellenwert für den Patienten bekommen.

Ich wende mich hier an die Leser, für die Medikamenteneinnahme ein »Aufgeben« oder »Schlappmachen« bedeutet. Das ist meiner Meinung nach ein ganz falscher Stolz. So schleichen viele junge Mütter, die − in ihrer Sicht peinlicherweise − bei der Geburt doch Medikamente brauchten, deswegen oft wie schuldbeladene »Verliererinnen« umher, während diejenigen, die »es ohne geschafft haben«, als die strahlenden Siegerinnen angesehen werden. So tragisch ist es nun auch wieder nicht, wenn man einmal Medikamente braucht − solange Sie eine verantwortliche Grundhaltung dem Thema gegenüber behalten.

Oft werden Menschen in einer psychischen Krise aufgrund einer übertrieben-radikalen Medikamentenantipathie von den Personen ihrer Umgebung vor dem Psychiater regelrecht »verteidigt«. Die guten Freunde und Verwandte riskieren damit oft eine Zuspitzung der Krise bis hin zum unvermeidlichen Klinikaufenthalt. Eine derartige dramatische Entwicklung kann oft mit Hilfe eines rechtzeitigen Medikamentenkonzepts durch den Facharzt des Vertrauens vermieden werden.

Endgültige Auskunft über ein für Sie richtiges Medikamentenkonzept für Ihr spezielles Schmerzproblem kann Ihnen der ärztliche Schmerztherapeut geben.

I/5
Was zählt, ist die interdisziplinäre Zusammenarbeit

Als Frau M. in meine Behandlung kam, litt sie seit zwei Jahren an einem Halswirbelsäulen-Schleudertrauma (im folgenden: HWS-Schleudertrauma) als schmerzhafte Folge eines Auto-Auffahrunfalls. Sie hatte an dem Unfall keine Schuld gehabt. Dies ist jedoch für sie ein nur schwacher Trost, denn höchst-wahrscheinlich werden die Schmerzen und all die anderen mit einem HWS-Schleudertrauma verbundenen Folgen, wie z. B. Schwindel, Benommenheit, vorübergehendes Taubheits- und Schwächegefühl im rechten Arm und in der rechten Hand, sie noch ihr Leben lang begleiten. Als sie den Unfall erlitt, war sie dreiunddreißig Jahre alt. Sie ist nach wie vor selbständig tätig als Graphikerin – in einem Beruf also, in dem sie als Rechts-händerin unbedingt auf das Funktionieren der rechten Hand angewiesen ist.

Normalerweise, so heißt es in der Schulmedizin, sind nach einem Zeitraum von ca. sechs Wochen die oben beschriebenen unangenehmen Folgen eines HWS-Schleudertraumas ausge-heilt. Frau M.s Schleudertrauma jedoch überdauerte diesen Zeitraum. Die Patientin wurde zunächst, wie nach einem Unfall oft üblich, im Krankenhaus behandelt. Dann betreute ihr Hausarzt sie weiter. Im Laufe des nächsten Jahres probier-ten drei verschiedene Orthopäden und ein Neurologe ihr jeweiliges Therapiekonzept bei Frau M. Sie ließ sich nachein-ander von zwei Krankengymnastinnen behandeln und ging zur Massage. Der Neurologe überwies sie dann letztlich auf ihren eigenen Wunsch hin zur Schmerztherapie, nachdem sie davon gehört hatte, daß es »so etwas« gibt.

Somit hatte Frau M. insgesamt neun ärztliche und nichtärztliche Behandler hintereinander konsultiert, bevor sie in eine Facheinrichtung für Schmerzbehandlung kam. Fast immer mußte sie bei einem neuen Behandler ihre ganze Krankengeschichte und ihre Beschwerden aufs neue schildern, jeder Behandler fing wieder von vorne an, weil die Therapie seines Vorgängers nicht erfolgreich verlaufen war. Mit nur einem Jahr Krankengeschichte vor Beginn einer sinnvollen Schmerztherapie hat Frau M. allerdings sogar noch einen guten Stand. »Unsere Patienten haben eine Schmerzanamnese von durchschnittlich 9,5 Jahren. Sie waren bei 10,5 ärztlichen und nichtärztlichen Vorbehandlern« (Dr. Jungck).

In der Schmerztherapie geht man heute davon aus, daß ein solches monodisziplinäres Vorgehen (d. h. die Behandler bemühen sich nacheinander um den Patienten, ohne die verschiedenen Therapien miteinander abzusprechen oder zu kombinieren) bei einem chronisch Schmerzkranken kontraindiziert ist. Nur ein Miteinander, also eine gewährleistete Koordination der therapeutischen Maßnahmen der verschiedenen Behandler, kann diesen Patienten helfen. So ist es in schmerztherapeutischen Einrichtungen in den letzten Jahren üblich geworden, daß in regelmäßigen Abständen sogenannte schmerztherapeutische Kolloquien stattfinden, wo sich Ärzte, Psychologen und Physiotherapeuten zusammen über gemeinsame Patienten beraten und einen kontinuierlichen Erfahrungsaustausch pflegen. Die Behandler stellen bei diesen Treffen ihre Problempatienten vor, um sich den Rat der Kolleginnen und Kollegen einzuholen. Die Teilnehmer dieser Runde verstehen sich als großes Team, welches die Patienten gemeinsam behandelt. Jeder Teilnehmer profitiert von dem Fachwissen der anderen Teammitglieder. Die weiterführenden Ideen der anderen werden als Bereicherung für die eigene Arbeit aufgefaßt. Leider geschieht es in der Praxis noch häufig, daß einzelne Behandler, egal ob Ärzte, Psychologen, Heilpraktiker oder Physiotherapeuten, die Grenzen ihres Könnens falsch einschätzen und oft viel zu spät »ihre« Patienten mit anderen Mitbehandlern »teilen«. Man sollte meinen, daß es eigentlich ganz natürlich ist, daß ein einziger Behandler nicht alles kann, sondern es wohl eher ein Zeichen von Qualität ist, wenn Fachleute vor allem ihr Spezialgebiet gründlich beherrschen. Ein sogenannter »Fachidiot« ist dann nur derjenige, der die Kompetenzen der anderen nicht akzeptiert und so einer fruchtbaren Zusammenarbeit im Wege steht. Wir haben schon oft Patienten erlebt, die sich im Solidaritätskonflikt zwischen verschiedenen Behandlern regelrecht hin- und hergerissen fühlten – und somit auch hier wieder die eigentlich Leidtragenden waren.

Patienten mit chronischen Schmerzen werden an den ärztlichen Schmerztherapeuten nur zur Mitbehandlung überwiesen. Der Hausarzt bleibt im Idealfall weiterhin der eigentliche Ansprechpartner des Patienten. Er koordiniert alle erforderlichen Maßnahmen und tauscht sich mit dem Schmerztherapeuten aus. Bei problematischen Schmerzkrankheiten übernimmt der Schmerztherapeut die Koordinationsfunktion.

Frau M.s körperlicher und seelischer Gesundheitszustand verbesserte sich unter einer sogenannten »Kombinationstherapie« erheblich. Sie wurde mit einer chiropraktischen Therapie, mit Akupunktur und anderen, im Vergleich zu vorher »sanften« Medikamenten behandelt. Sie ging zur Krankengymnastik und kam zu mir in die psychologische Schmerzbehandlung. Zu Beginn dieser Art Behandlung litt sie infolge der jahrelangen chronischen Schmerzen und sonstigen Beeinträchtigungen sowie infolge der vielen erfolglosen Therapieversuche, in deren Verlauf auch sie oft als eine Simulantin hingestellt worden war, ebenfalls stark unter dem »algogenen Psychosyndrom«. Sie war ängstlich und depressiv geworden, reagierte schon bei geringfügigen Belastungen, die sie in gesunden Tagen nur ein lässiges Schulternzucken gekostet hätten, mit Tränen und Mutlosigkeit.

Nach nur einem halben Jahr Kombinationstherapie fühlte sie sich trotz der Schmerzen wieder insgesamt kraftvoll und leistungsfähig. In der psychologischen Schmerzbehandlung lernte sie mentale Strategien zur Schmerzbeeinflussung und zur Schmerzdistanzierung, so daß sie heute völlig ohne Schmerzmittel zurechtkommt. Die gesunden Anteile ihrer Persönlichkeit wurden wieder so stark, daß das algogene Psychosyndrom völlig abklang. Zum Beginn der Therapie waren existentielle Ängste wegen der eingeschränkten beruflichen Leistungsfähigkeit ihr Hauptproblem, beim Therapieausklang beschäftigte sie sich voller Elan mit neuen Projekten im selbständigen Tätigkeitsbereich.

Nach den ersten positiven Ergebnissen der Kombinationstherapie wurde der bereits eingetretene Behandlungserfolg für alle Beteiligten auf eine harte Probe gestellt. Unvorstellbar, aber wahr: Frau M. erlitt ein zweites HWS-Schleudertrauma, wieder bei einem von ihr nicht verschuldeten Auto-Auffahrunfall, wieder mit schmerzhaften Folgen, welche sich zu den bereits vorhandenen körperlichen Beeinträchtigungen dazugesellten. Nach einer halben Woche wußten der ärztliche Schmerztherapeut, der Hausarzt, die Krankengymnastin, der behandelnde Neurologe und ich Bescheid. Ein gemeinsames Konzept wurde besprochen und sofort in Form eines gezielten Behandlungsplans in die Tat umgesetzt. »Normalerweise« hätte Frau M. eigentlich − auch aufgrund ihrer eigenen Vermutung hin − ebenfalls einen seelischen Rückfall erleiden müssen, in dem Bewußtsein, daß nun alles wieder von vorne anfängt. Wir alle warteten auf diesen Einbruch − aber er setzte ganz einfach nicht ein, weil sie diesmal durch die Kombinationstherapie optimal aufgefangen wurde. Die Befunde zeigen eine eindeutige weitere organische Verschlimmerung des Zustands der Halswirbelsäule, jedoch blieb nach wie vor die seelische Gesundheit der Patientin voll und ganz erhalten. So konnten wir alle deutlich beobachten, wie entscheidend die seelischen Kraftquellen, soweit sie bei einem Menschen angesprochen sind, eine chronische Schmerzkrankheit positiv beeinflussen können. Außerdem setzte für Frau M. aufgrund der Kombinationstherapie eine Linderung der Schmerzen viel schneller ein als nach dem ersten Unfall. Die die Schmerzen verstärkenden Nackenverspannungen stellten sich wegen des gezielten Behandlungsansatzes gar nicht erst ein.

Frau M. wird — so lassen die Befunde es vermuten — höchstwahrscheinlich ihr Leben lang durch die Unfallfolgen in ihrer Leistungskraft beeinträchtigt bleiben. Durch die gezielte Kombinationstherapie kann sie aber jetzt als »gesunde Schmerzpatientin« leben.

I/6
Chronischen Schmerzen vorbeugen —
ein gesellschaftlicher Auftrag

»Na, der arbeitet sich auch nicht gerade tot«, wird bei uns geringschätzig über Mitmenschen gesagt, die offensichtlich eine ruhige Kugel schieben. Es gibt so viele Sätze, die wir oft gedankenlos dahinsagen, aber dieser sollte wirklich nachdenklich machen. Ist es denn wirklich ein Makel, wenn Menschen nicht bereit sind, sich für eine Sache aufzuopfern? Mich erinnert dieser Satz sehr daran, daß es in diesem Jahrhundert zwei Weltkriege gab, in denen viele Menschen durch Erziehung und Drill dazu motiviert wurden, bereitwillig ihren Körper und ihr Leben für ein höheres Ziel zu »verpulvern«. Überlebenswille und somit der eigentlich natürliche Drang nach körperlicher Gesundheit wurde oft als Feigheit hingestellt. Bei meiner Arbeit mit Schmerzpatienten scheint es mir, als werde dieses alte »Denkprogramm« heute noch unbewußt von Generation zu Generation weitervererbt. Und dies auch noch in Kombination mit den Ansprüchen der heutigen Leistungsgesellschaft — das ergibt einen gefährlichen Fallstrick für die körperliche Gesundheit.

Dabei gehen wir in unserer Gesellschaft unglücklicherweise auch heute noch davon aus, daß der Mensch von Natur aus faul und bequem ist und höchstwahrscheinlich den ganzen Tag mit einer Blume im Mund im Gras läge, wenn man nicht mit Druck einen ausreichenden Leistungswillen in ihm erzeugte. Deshalb — so denken wir — muß er dazu gebracht werden, »gegen sich anzugehen«, also seine angeborene Faulheit zu überwinden. Aber offensichtlich haben ganze Generationen völlig unnütz Energie in ein Projekt gesteckt, welches die Natur schon von ganz alleine eingerichtet hat. Beobachten Sie einmal Kinder, die aus irgendeinem Grund nichts tun dürfen oder können. Sie machen in ihrer Langeweile Grimassen und Verrenkungen, als litten sie unter größten Schmerzen. Gesunde Menschen halten es meiner Meinung überhaupt nicht aus, nichts zu tun. Wenn man in der Erziehung diesen natürlichen Elan richtig förderte und nutzte, wären die Menschen − scheinbar paradoxerweise − viel leistungsfähiger und gesünder, als sie es heute durchschnittlich sind. Ich habe selten jemanden ausdauernder und disziplinierter arbeiten sehen als meine fünfjährige Tochter, wenn sie im Badezimmer die Kacheln wischen »darf«.

Das krankmachende Gegen-sich-Angehen untergräbt lediglich unsere natürlichen Energiequellen und unsere Kreativität. Die Folgen dieses körperlichen und seelischen Drucks sind letztendlich dann oft eben auch Schmerzen. Daß das Gegen-sich-Angehen, was ja auch an sehr vielen Arbeitsplätzen gefordert wird, leider nur kurzfristig Nutzen und langfristig Schaden bringt, läßt sich durch Zahlen verdeutlichen: Prof. Dr. Dr. Zimmermann schätzt, daß allein die Einbußen durch Arbeitsausfälle, Behandlung und vorzeitige Invalidität wegen chronischer Schmerzen bei uns ca. 30 Milliarden Mark jährlich ausmachen. Und was soll beim Gegen-sich-Angehen auch schon anderes herauskommen? Wenn wir einmal diese Worte bewußt in ihrem Sinn erfassen, bedeuten sie ja: Ich bin mein eigener Feind, ich muß *mich* bekämpfen. Und wer bekämpft wird, wird natürlicherweise geschwächt.

Die Menschen in unserer Gesellschaft gehen im allgemeinen mit den meisten ihrer materiellen Besitzgüter recht angemessen und vernünftig um − es sei denn, es handelt sich um den eigenen Körper. Hier hapert es mit der (Psycho-)*Logik* oft in einem unverständlichen Ausmaß. Man stelle sich einmal vor, ein Mann brächte sein Auto in die Werkstatt mit folgender Klage: »Herr Automechaniker, ständig leuchtet diese scheußliche kleine rote Kontrolleuchte an meinem Armaturenbrett – oft auch noch dann, wenn ich Höchstgeschwindigkeit fahre und mich weiß Gott auf etwas anderes konzentrieren muß. Bitte, tun Sie irgend etwas, damit dieses lästige Blinken ein für allemal aufhört.« Schon an dieser Stelle schmunzeln Sie als Leserin oder Leser vielleicht innerlich über den naiven Autobesitzer. Wie aber dächten Sie über den Mechaniker, wenn der dann auch noch antwortete: »Viele meiner Kunden haben zur Zeit ähnliche Probleme. Vielleicht liegt es ja am Wetter. Ich habe hier ein bewährtes Verfahren, das eigentlich immer hilft: Drähte durchtrennen. Wenn Sie Ihren Wagen morgen abholen, ist alles in Ordnung.« Selbstverständlich wissen wir, daß jetzt erst recht überhaupt nichts in Ordnung ist und daß der Autobesitzer in der nächsten Zeit ganz gewiß weitaus erheblichere Probleme mit seinem Auto bekommen wird, als daß ihn das Leuchten eines Lämpchens irritiert.

Ein großer Teil der chronischen Schmerzprobleme – wie zum Beispiel quälender Dauerkopfschmerz oder ein täglich beeinträchtigendes Halswirbel- oder Lendenwirbelsäulensyndrom (HWS- bzw. LWS-Syndrom) kommt – wenn es sich nicht gerade um eine Unfallfolge handelt – meist nicht von heute auf morgen angeflogen. Oft haben die Betroffenen schon vorher meist jahrelang diese Beschwerden sporadisch oder in abgeschwächter Form erlebt, bevor sie chronisch geworden sind. Viele von ihnen sind dann aber einfach in all diesen Jahren weiter »Höchstgeschwindigkeit« gefahren und haben sich von ihrem behandelnden Arzt oder oft auch in Eigeninitiative mit Hilfe frei verkäuflicher Medikamente selbst »erfolgreich« ihr warnendes »Kontrollämpchen« ausschalten lassen. Die gesundheitlichen Folgen sind dann meist gravierend. Erst in diesem Stadium landen viele dieser Menschen in einer auf Schmerztherapie spezialisierten Einrichtung. Wahrscheinlich hätte die schlimme gesundheitliche Entwicklung schon Jahre zuvor durch das Stellen entscheidender Weichen verhindert werden können.

Die Menschen, die sich im übertragenen Sinne über das

Blinken ihrer Kontrolleuchten beklagen, tun dies meist mit folgendem Motiv: Sie fühlen sich durch den − zur Zeit noch nur akuten oder aber chronifizierten − Schmerz in ihrer körperlichen Leistungsfähigkeit eingeschränkt und finden das unerträglich. Sie müßten doch arbeiten, für die Familie dasein, die Schulden abtragen und beim Karrierestreben konkurrenzfähig bleiben. Deshalb verlangen sie, daß die störenden und lästigen Beschwerden verschwinden. Hierauf kann man aber nur erwidern: Gerade WENN man leistungs- und konkurrenzfähig bleiben möchte, egal, ob beim körperlichen oder intellektuellen Einsatz, ist es außerordentlich wichtig, das Instrument, welches diese Leistungen erfüllt, sorgfältig in Schuß zu halten − den Körper. Und da kann es manchmal ein Garant für *langfristige* Leistungsmöglichkeiten sein zu wissen, wann man diesen kostbaren Körper pflegen, schonen oder auch ausruhen lassen muß − wie es bei dem neuen Auto ganz selbstverständlich ist.

Wenn Sie einmal im Fernsehen oder auch unmittelbar an der Rennstrecke ein Autorennen verfolgen, so können Sie erleben, daß oft mitten im Rennen ein Fahrer mit seinem Wagen anhält, um ganz schnell zwischendurch einen Defekt beheben zu lassen. Und diesen »Boxenstopp«, wie es im Fachjargon heißt, machen Rennfahrer auch konsequent dann, wenn sie gerade gut im Rennen liegen. Der Zuschauer mag sich als Laie vielleicht über diesen scheinbar paradoxen Vorgang wundern und denken: »Komisch, der will doch das Rennen gewinnen, wieso hält er denn ausgerechnet jetzt an, da er vorne liegt?« Aber Rennfahrer wissen genau, daß ihnen eine momentane günstige Position für ihr Ziel − den Sieg im Rennen − überhaupt nichts nützt, wenn das kostbare Gefährt vielleicht schon in der nächsten Kurve einen Kolbenfresser erleidet.

Gerade diesen − im übertragenen Sinne − »Kolbenfresser« erleiden aber viele Menschen mit ihrem über lange Jahre in seinen Warnsignalen ignorierten Körper. Dann geschieht nämlich das, was sie eigentlich durch ihr Verhalten immer vermeiden wollten: Sie werden brutal und oft auch manchmal endgültig viel zu früh durch eine chronische Schmerzkrankheit aus ihrer Leistungsfähigkeit und damit aus ihrem gewohnten Leben herausgerissen. Und an dieser Stelle »hinkt« auch mein Vergleich eines menschlichen Körpers mit einem Auto: Ein demoliertes Auto kann ich jederzeit auf den Schrott werfen und mir ein neues kaufen, einen neuen Körper bekomme ich in meinem Leben kein zweites Mal, selbst wenn ich noch soviel Geld dafür bezahlen könnte. Es ist zwar heutzutage schon begrenzt möglich, für seinen Körper »Ersatzteile« zu bekommen, aber die optimale Lösung ist das nicht. Man denke an die vielen von der künstlichen Niere abhängigen Dialyse-Patienten, die oft jahrelang auf eine Spenderniere warten müssen. Wie zuvor beschrieben, sind dies ja sehr oft gleichzeitig chronisch schmerzkranke Menschen.

Häufig entsteht eine chronische Schmerzkrankheit auch als Unfallfolge. Viele Unfälle in unserer Gesellschaft sind auf den achtlosen oder auch nur gedankenlosen Umgang mit dem Körper zurückzuführen, man denke hier allein daran, wie oft am Arbeitsplatz oder beim Sport Sicherheitsvorkehrungen leichtsinnig außer acht gelassen werden.

Für die Menschen in unserer Gesellschaft ist der Begriff des Vergänglichen fast ein Fremdwort geworden. Wir sind es gewohnt, daß unsere materiellen Besitzgüter nahezu unvergänglich sind. Sind sie kaputt, lassen sie sich reparieren oder – noch angenehmer – durch noch schönere, haltbarere, zweckmäßigere Modelle ersetzen. Hierdurch erwächst dann ein gewisser materieller Anspruch auch dem eigenen Körper gegenüber. Patienten und auch Ärzte gehen oft davon aus, daß körperlicher Defekte durch einen gründlichen, einmaligen »Reparaturvorgang«, wie beispielsweise eine Operation oder ein gezieltes Medikament, wieder neuwertig herstellbar sind. Das ist, als unterzöge man seine Lieblingspflanze einer gründlichen und teuren Läusekur, aber käme nicht auf die Idee, sie regelmäßig zu begießen.

Der Schmerz ist nicht nur bei eindeutigen gesundheitlichen Gefährdungen, wie zum Beispiel bei einer Blinddarmentzünding, bei Karies oder bei einer Grippe, in seiner Funktion als Warnsignal aufzufassen. Er weist auch bei komplexeren Störungen, die multikausal sind, also mehrere Ursachen haben können, darauf hin, daß der Körper in seinem Erhalt gefährdet ist. So kann vielleicht eine Kombination aus Sorgen, ungesundem Streß und falscher Ernährung durchaus zunächst als Kreuzschmerz (Lendenwirbelsyndrom) für den Betroffenen spürbar werden. Bei einem Menschen, der ständig Sorgen oder Ängste hat, sind nach einer gewissen Zeit diese »Belastungen« auch in der Körperhaltung deutlich sichtbar. Diese Körperhaltung geht dann einher mit einer charakteristischen Anspannung der Muskulatur im Wirbelsäulenbereich. Die angespannten Muskeln üben auf das »Material« der Wirbelsäule die gleiche physikalische Wirkung aus, als trüge der »Besitzer« dieser Wirbelsäule *tatsächlich* schwer. Die Bandscheiben werden entsprechend zusammengedrückt. Hinzu kommt vielleicht noch Übergewicht aufgrund ungesunder Ernährung, was der zusammengedrückten Bandscheibe den »Rest« gibt. Werden jetzt die daraus resultierenden Schmerzen mit schmerzlindernden und/oder entspannenden Medikamenten behandelt, wird nur der Schmerz therapiert und *nicht die Schmerzursache,* auf die warnend hingewiesen wurde. Kein Wunder also, wenn dann im Laufe der Zeit die »Warnung«, also der Schmerz, immer hartnäckiger und der körperliche Schaden immer größer wird.

Viel zu spät begreifen viele Patienten, daß der Körper aus vergänglichen Stoffen gearbeitet ist, die – einmal geschädigt oder verschlissen – oft eben *nicht* wiederhergestellt werden können. Es ist eine chronische Schmerzkrankheit entstanden, deren Ursache oft nur noch lindernd oder auch gar nicht mehr behandelbar ist. Jetzt ist guter Rat teuer – im wahrsten Sinne des Wortes. Denn dieselben Patienten, die vorher jahrelang ihren Körper wegen finanzieller Vorteile geschunden haben, geben jetzt das sauer verdiente Geld aus, um den Körper heilen zu lassen. Oft tragen sie Tausende von Mark zu den verschiedensten Heilern in der Hoffnung, von den quälenden

Schmerzen befreit zu werden. Wenn diese Menschen dann in einer auf Schmerztherapie spezialisierten Institution landen, sind sie sehr oft auch finanziell am Ende. Es wurde schon erwähnt, wie wichtig in der Schmerztherapie der interdisziplinäre Ansatz ist, also die Koordination der therapeutischen Maßnahmen der unterschiedlichen Behandler. In der therapeutischen Realität stehen jedoch die Psychologen in der Reihe der Behandler oft an letzter Stelle. Bei der Arbeit mit den Psychologen/-innen kommt es im Laufe der Psychotherapie sehr oft dann zu späten Einsichten in die Zusammenhänge zwischen dem Umgang mit sich selbst und mit dem eigenen Körper. Wenn ich meinen Patienten das Bild mit dem Kontrolllämpchen erläutere, sind viele ganz erstaunt über diesen einleuchtenden und dabei sehr simplen Vergleich mit den schmerzlichen Warnfunktionen der menschlichen Körper-Seele-Einheit.

Sehr oft haben Patienten, mit denen ich arbeite, zu mir gesagt: »Es klingt wirklich ganz einfach und logisch, was wir hier besprechen. Wieso habe ich mir solche Gedanken noch nie selbst gemacht? Und wieso lernt man so etwas eigentlich nirgends? Wenn ich das, was wir hier besprechen, schon früher gewußt hätte, wäre mir sicher vieles erspart geblieben.« Das ist eine sehr wichtige Überlegung. All die Menschen, die ihren Körper oder ihre Seele einem übermäßigen Streß aussetzen, tun dies selten aus Dummheit oder vorsätzlicher Unvernunft. Sie tun es wirklich aufgrund mangelnden Wissens und unzureichender gesundheitlicher Aufklärung. Gerade die aus heutiger Sicht ältere Generation, die die Kriegs- und Nachkriegsjahre miterlebt hat, mußte annehmen, daß es sich um eine Tugend handelt, wenn man sich bedingungslos aufreibt. Oft hatten diese Menschen in all diesen schweren Jahren auch gar keine Wahl, an den gesundheitlichen Erhalt ihres Körpers zu denken. Aber auch in den Jahren danach, als die Möglichkeiten sich gebessert hatten, wurde das »alte Programm« des An-die-Grenze-Gehens von vielen beibehalten. »Der Geist ist willig, aber das Fleisch ist schwach« wird unter den »Leistern«

oft geklagt. Aber eigentlich müßte es heißen: »Schwach ist der Geist, wenn er nicht weiß, daß das Fleisch vergänglich ist.« Diese Menschen betrügen sich mit ihrem Verhalten um ihren eigenen Wunsch: Nämlich nicht nur viel, sondern auch *lange viel* zu leisten.

Unserer Meinung nach müßte eine entsprechende gesundheitliche Aufklärung und Erziehung schon in einem Alter einsetzen, in dem sie den Menschen noch etwas nützen – in der Jugend. Genauso, wie heute Sexualkundeunterricht und Drogenaufklärung an den Schulen nicht mehr wegzudenken sind, sollte auch der Bereich Gesundheitserziehung und damit Schmerzkrankheits-Prävention ein Bestandteil des Unterrichts für Schüler werden. Ärzte und Psychologen sollten auch schon während ihres Studiums zum Thema gesundheitliche Prävention und Ursachenbehandlung von Schmerzen mit mehrfaktoriellen Hintergründen (Streß, seelische Belastung, ungesunde Lebensweise) gründlich ausgebildet werden. Pädagogen sollten noch mehr den *Spaß* am Lernen und Arbeiten als besten und natürlichsten Leistungsmotor bei ihren Schülern entwickkeln.

Zu einer ehrlichen Gesundheitsaufklärung gehört auch, schon mit dem jungen, gesunden Menschen darüber zu sprechen, daß es auch heute noch sehr viele mit Schmerzen verbundene Krankheitsbilder gibt, die nicht völlig kurierbar sind. Unbewußt sind bei uns die meisten gesunden Menschen davon überzeugt, daß die heutige Medizin in der Lage ist, nahezu jedes gesundheitliche Problem zu beheben. Daher haben wir alle auch einen ganz enorm hohen Anspruch an körperliche Schmerz- und Beschwerdefreiheit. Es wird überhaupt nicht eingesehen, auch nur das geringste »Ziepen« im Körper hinnehmen zu müssen. Da aber fast alle Menschen in unserer Gesellschaft auf die Wunder der Medizin setzen, sind nur die wenigsten mit dem Gedanken vertraut, daß einen Körper haben früher oder später auch bedeuten kann, sich mit Schmerzen, Krankheit, Alter und Tod, also eben mit dem Thema Vergänglichkeit, auseinandersetzen zu müssen. So sind in unserer Gesellschaft erwachsene Menschen mit einem solchen Vergänglichkeitserlebnis meist völlig überfordert, da sie seelisch nicht entsprechend vorbereitet sind. In solchen Situationen wird der sehr hohe Anspruch an absolute Beschwerdefreiheit für viele Patienten zu einem inneren Gefängnis. Die ganze Wahrnehmung und das ganze Weltbild ranken sich nur noch um den Schmerz, der fort soll und nicht geht. Alle gesunden und erfreulichen Erlebnisse und Sinneswahrnehmungen werden dann oft verdrängt und als unbedeutsam deklariert.

In anderen Kulturen wird noch dafür gesorgt, daß die Mitglieder der jeweiligen Gesellschaft durch Erziehung oder Religion von Kindheit an mit dem Thema Schmerz und Vergänglichkeit vertraut sind. Sobald aber die Botschaft von den Wundern der Medizin auftaucht, wird heute auch in den Ländern der Dritten Welt schon dieser wichtige Sozialisationsfaktor der Schmerzvorbereitung vernachlässigt. Selbstverständlich sollte jeder Mensch immer alle therapeutischen Möglichkeiten bezüglich seines Leidens ausschöpfen. Wenn er dann gleichzeitig auch noch weiß, welchen inneren Beitrag er zur Schmerzverarbeitung leisten kann – um so besser!

Eine Patientin, die schon seit vielen Jahren unter chronischen Gesichtsschmerzen leidet, wurde neulich am Unterleib operiert. Im Vergleich zu den anderen Patientinnen auf der Krankenhausstation überstand sie die Tage nach der Operation in einer wesentlich besseren, ja sogar gutgelaunten Verfassung. »Daran habe ich gemerkt, wie gut ich jetzt auch die Macken des Körpers annehmen kann. Ich kann dabei gelassen bleiben und habe auch gar nicht den Anspruch, nach einer solchen Operation perfekt schlafen zu können und absolut schmerzfrei zu sein.« Nach wie vor leidet diese Patientin natürlich unter den chronischen Gesichtsschmerzen. Aber das Erlebnis im Krankenhaus wertet sie für sich als ein Zeichen seelischer Reife im Umgang mit den Prozessen und Signalen des eigenen Körpers.

Genauso wichtig wie das innere Vorbereitetsein auf die

Zeichen der Vergänglichkeit – wie beispielsweise chronische Schmerzen – ist jedoch auch das Wecken einer verantwortungsvollen Behutsamkeit im Umgang mit dem Körper. Heutzutage ist es üblich, daß wir beim Kauf unserer materiellen Besitzgüter auch gleich verständliche und ausführliche Gebrauchsanweisungen miterwerben, in denen wir nachlesen können, wir unser neuer Besitz gepflegt, gewartet und angemessen benutzt wird – oft genug, um nicht zu »rosten«, und nicht zu oft, um nicht zu verschleißen. Häufig steht zusätzlich in dieser Gebrauchsanweisung: ». . . damit Sie auch möglichst lange viel Freude an diesem schönen Gerät haben.« Wenn es sich jedoch um ein so kostbares, kompliziertes und wichtiges Gut wie unseren Körper handelt, bekommen wir keine unterstützende Gebrauchsanweisung mit auf den Weg.

Es wäre erforderlich, daß alle Berufsstände und auch Organisationen, wie beispielsweise gesetzliche und private Krankenversicherungen, die einen Beitrag zu einer entsprechenden vorbeugenden Gesundheitserziehung leisten könnten, lieber gestern als morgen mit diesem Erziehungsprozeß beginnen würden.

I/7
Die Möglichkeiten der psychologischen Schmerzbehandlung

Vor zwei Jahren kam ein achtundvierzigjähriger Patient in meine psychologische Schmerzbehandlung. Begeistert war er nicht gerade vom Vorschlag seines ärztlichen Schmerztherapeuten, wegen seines Leidens eine Psychologin aufzusuchen. Normalerweise hätte er – nach eigenen Aussagen – einen anderen Mitmenschen als »plemplem« (hierzu gehört auch die typische Handbewegung zum Kopf hin) bezeichnet, wenn dieser ihm erzählt hätte: »Ich gehe zum Psychologen.« Warum kam dieser Mann nun trotzdem? Ganz einfach, er hatte kaum noch eine Auswahl an Behandlungsversuchen, da er schon alles Mögliche ausprobiert hatte. Er hatte drei Jahre vor unserer Begegnung aufgrund seines Bluthochdrucks eine Massenblutung im Gehirn erlitten. Die Folgen waren eine halbseitige spastische Lähmung und eines der schlimmsten Schmerzsymptome: Er hatte Thalamusschmerzen. Der Thalamusschmerz ist ein sogenannter zentraler Schmerz. Zentrale Schmerzen entstehen im Gegensatz zu den peripheren Schmerzen im zentralen Nervensystem (z. B. im Gehirn) und nicht im betroffenen Organ oder Körperteil selbst. So kann ein organisch völlig gesunder Arm unangenehmst schmerzen, weil im Gehirn aufgrund einer Verletzung Impulse in den Nervenbahnen gewissermaßen »falsch geschaltet« werden. Das Schlimme an dieser Art von Schmerzen ist, daß sie durch *nichts* – so sagt die Schulmedizin – behandelbar oder zu lindern sind, auch durch kein Medikament. Selbst Opiate, wie z. B. Morphium, welche vorübergehend auch stärkste Schmerzen zu betäuben in der Lage sind, erzielen beim Thalamusschmerz keinerlei erleichternde Wirkung. Der Arzt meines Patienten mußte ein halbes Jahr lang geduldige Motivationsarbeit leisten, bevor Herr P. zu einem Vorstellungsgespräch bei mir bereit war. Er erklärte ihm, daß bei diesem organisch bedingten Schmerz klassische medizinische Verfahren nicht lindern können und daher nur die psychologische Schmerztherapie ein sinnvoller weiterer Versuch wäre.

Bei meinem Patienten, Herrn P., traten die Thalamusschmerzen seit Jahren in einem regelmäßigen Rhythmus auf: zwei Tage Schmerzen, ein Tag schmerzfrei, zwei Tage Schmerzen . . . usw. Auch bei ihm hatte, wie allgemein üblich, noch keine Therapie irgendeinen positiven Effekt gebracht. So war er seelisch verständlicherweise in einer Verfassung, in der er einfach alles, was im entferntesten nach einer möglichen Hilfe aussah, ausprobiert hätte – also auch eine psychologische Schmerzbehandlung.

Nach einem Vierteljahr unserer Zusammenarbeit wurde er im Wesen freundlicher und optimistischer, nach einem halben Jahr war der Schmerzrhythmus durchbrochen, und er erlebte bis zu fünf Tage anhaltende Phasen von erleichternder Schmerzfreiheit. Nach einem weiteren Jahr kann er jetzt mit seinem linken Bein, welches nach dem Schlaganfall spastisch gelähmt war, gezielte, kontrollierte Bewegungen ausführen, an die früher nicht zu denken war. Den Fortschritt in der Bewegungsmöglichkeit führen wir beide auf die interdisziplinäre Kombination von Krankengymnastik und der speziellen Form der Hypnose zurück, die ich bei ihm anwandte.

Der Arzt meines Patienten hätte natürlich auch sagen können: »Da Sie Ihre Beschwerden aufgrund einer Massenblutung im Gehirn haben, sind diese nicht psychisch bedingt. Also kann Psychotherapie Ihnen nicht helfen.« Jeder sollte wissen, daß man nicht – wie eingangs erwähnt – als Voraussetzung für eine psychologische Schmerzbehandlung »plemplem« sein muß, damit sie effektiv wirkt, sondern daß auch *gerade* dem psychisch gesunden Menschen mit diesem nützlichen, aber weitgehendst noch unbekannten »Handwerkszeug« geholfen werden kann. Wir verstehen die psychologische Schmerzbehandlung als ein therapeutisches Mittel, um die gesunden Anteile der Seele und somit auch des Körpers optimal zu beeinflussen, zu revitalisieren und zu stärken. So muß Psychotherapie nicht immer bedeuten, daß die Psyche therapiert werden muß, sondern sie eröffnet vielmehr die Möglichkeit, *mit der Kraft der Psyche* etwas zu therapieren, was körperlich oder seelisch Probleme macht, wie z. B. Schmerzen.

Dies trifft aber nicht nur für das Thema »Schmerz« zu, sondern meiner Meinung nach auch für alle anderen wichtigen Themen des Lebens, mit denen wir Menschen uns früher oder später auseinandersetzen müssen. Psychotherapie kann dabei helfen, seelische und körperliche Krisen schneller, gewinnbringender und aktiver zu bewältigen, als es uns ohne eine solche bewußt und gezielt erarbeitete persönliche Reife möglich wäre. Hierbei meine ich vor allem die neueren Ansätze in diesem Bereich, wie mentales Training, die Arbeit mit dem Unbewußten, Trance- und Hypnosetherapie nach den Methoden des bekannten amerikanischen Arztes und Psychotherapeuten Milton H. Erickson und das Neurolinguistische Programmieren. Dies alles sind *zielorientierte* Verfahren, die nicht versuchen, die seelische Schwachstelle eines Menschen aufzustöbern, zu analysieren und bewußt zu machen, sondern die von vornherein alle therapeutischen Bemühungen darauf richten, die starken und gesunden Seiten, also die Kraftquellen, die in jedem Menschen vorhanden sind, aufzustöbern, zu analysieren und bewußt zu machen. Spitzensportler nutzen diese psychotherapeutischen Möglichkeiten schon seit Jahren zur Steigerung ihres körperlichen Leistungsvermögens.

Es ist sicherlich heute noch gar nicht abzusehen, wie positiv es für das allgemeine Gesundheitsniveau wäre, wenn diese psychotherapeutischen Verfahren bei der Krankenbehandlung sowie der gesundheitlichen Prävention in die Standard-Heilmethoden angemessen, also intensiver und mit als Erstmaßnahmen integriert würden. Doch noch heute wird sogar in den

USA das Konsultieren eines Psychotherapeuten als ein persönlicher Minuspunkt gesehen. So war im Sommer 1988 der Präsidentschaftskandidat der Demokraten in den seine Karriere beeinträchtigenden Verdacht geraten, irgendwann früher einmal einen Psychotherapeuten konsultiert zu haben. Das ist doch genauso, als munkelte man: »Also, ich habe die Frau Müller gestern beim Zahnarzt gesehen. Die muß ja ganz furchtbare Zähne haben, wenn sie da hingeht!« Eigentlich sollte einem Anwärter für das Amt des Präsidenten der Vereinigten Staaten eine entsprechende zielorientierte Psychotherapie zur selbstverständlichen Pflicht gemacht werden, um sicherzustellen, daß seine persönlichen Stärken im richtigen Moment tatsächlich einsatzbereit sind.

Der Psychotherapeut »berührt« seine Patienten nur mit der Sprache, also mit Kommunikation. Wenn sich aufgrund eines solchen Gespräches bei den Patienten etwas ändert – wenn z. B. eine Migräne entscheidend gebessert wird –, so ist dafür ein ganz bestimmtes Organ verantwortlich: das Gehirn. Denn das Gehirn muß das in der Therapie Gesagte verarbeiten und entsprechend in Richtung Veränderung reagieren. Es steuert im wesentlichen alle unsere wichtigen Körperfunktionen wie Atmung, Muskelspannung, Durchblutung, Stoffwechsel, Schmerzsignalverarbeitung. Außerdem organisiert es unsere Art zu denken. Und Gedanken wiederum verursachen laufend körperliche Reaktionen. Diese Zusammenhänge sind in dem Begriff »Neurolinguistisches Programmieren« ausgedrückt:

NEURO	steht für die Tatsache, daß jedes menschliche Verhalten und jeder Körperzustand im Gehirn durch neuronale Verknüpfungen (Verbindungen zwischen den Nervenzellen des Gehirns) repräsentiert ist;
LINGUISTISCH	bedeutet, daß wir über diese Verknüpfungen mit Hilfe unserer Sprache kommunizieren können;

PROGRAMMIEREN bezeichnet den Vorgang, mit Hilfe der Sprache Gedanken zu »starten«, die dann »rückwirkend« wiederum die neuronalen Verknüpfungen in eine gewünschte Richtung umprogrammieren.

Während unserer Ausbildung haben wir gelernt, unsere Sinne dahingehend zu schulen, daß wir bei unseren Patienten sofort Veränderungen von Durchblutung, Pulsschlag, An- oder Entspannung, Motorik, Körperhaltung, Sprachtempo und Lautstärke der Stimme als Reaktion auf bestimmte Gedanken, Sätze oder Worte wahrnehmen können. So ist es uns möglich, mit jedem der Patienten sozusagen »maßgeschneiderte« Schmerzverarbeitungs- oder Entspannungsstrategien zu erarbeiten. Auf solche individuellen Ansätze reagieren die meisten Menschen viel positiver als auf »Standard«-Verfahren. Wenn ich beispielsweise als Standard vorgebe, man solle sich zur Entspannung oder Ablenkung eine grüne Wiese vorstellen, so reagiert jemand, der unter Heuschnupfen leidet, sicher *nicht* mit Entspannung. Sage ich beim autogenen Training einer unter Übergewicht leidenden Frau, daß ihre Arme und Beine sich schwer anfühlen, könnte sie diese Empfindung eher bekümmern als lockern.

Einer unserer Patienten reagiert weder auf ein innerlich vorgestelltes Bild (wie z. B. Meer, Wiese oder schöne Farben) noch auf einen angenehmen Ton (wie Vogelgezwitscher, entspannende Musik) und auch nicht auf ein bewußt empfundenes Körpererlebnis (wie angenehm schwer/leicht oder angenehm kühl/warm). Nein, die allertiefste Entspannung erlebt er, wenn er in Gedanken oder auch real einen ganz bestimmten Geruch »einatmet«, und zwar Sonnenöl. Das hat sicherlich die entspannendste Wirkung auf ihn. Die wichtigsten Varianten der Schmerzverarbeitungsstrategien finden Sie in diesem Buch unter der Überschrift *Der »Fakir« in uns.*

Außer diesen individuellen Verarbeitungsstrategien hilft die

70

psychologische Schmerztherapie natürlich dabei, die möglichen seelischen Ursachen oder schmerzverstärkende unbewußte Verhaltensweisen »sanft« in ihrem Ursprung zu bearbeiten und in eine positive Richtung umzulenken. So kann beispielsweise mit Verfahren wie der Hypnose ein unbewußtes »Anspannungsprogramm« bei vielen Menschen sehr wirkungsvoll abgebaut werden. Die wichtigsten Ansätze zu diesem Bereich sind in dem Teil *Die Kraft des Unbewußten nutzen* zusammengefaßt.

Wie bereits erwähnt, müssen viele Schmerzpatienten oft von Schmerzmedikamenten und von Psychopharmaka entzogen werden, bevor eine sinnvolle Schmerztherapie überhaupt greifen kann. In diesen Fällen leistet die psychologische Schmerzbehandlung eine wichtige Basis für das Gelingen des Entzugs. Motivierende Gespräche sind für die Patienten in der Zeit des Entzugs außerordentlich wichtig. Dabei haben wir in Hamburg auf der Grundlage des Neurolinguistischen Programmierens ein spezielles Verfahren entwickelt, mit dessen Hilfe betroffene Patienten lernen können, die Wirkung »ihrer« Medikamente durch eine Art von Selbsthypnose aus sich selbst heraus zu erzeugen. Im Abschnitt II/9 *Der selbstinitiierte Placebo-Effekt* wird dieses Verfahren näher beschrieben.

Oft müssen chronisch Schmerzkranke auch verkraften lernen, daß ihr Leiden nicht mehr rückgängig zu machen ist. In diesem Fall ist es wichtig, sie darin zu unterstützen, daß sie trotz immer wiederkehrender oder Dauerschmerzen ihre seelische Gesundheit zurückgewinnen und bewahren können. Ich erwähnte bereits, daß das sogenannte algogene Psychosyndrom, also die seelischen Auswirkungen, die Dauerschmerzen auf einen Menschen haben können, ebenso ernsthaft psychotherapeutisch behandelt werden muß wie eine Depression. Das Ziel der psychologischen Schmerzbehandlung ist hier dann *Der gesunde Schmerzpatient* (Kapitel IV). Trotz des Leidens lernen die Menschen, wieder für sich einen Sinn im Dasein zu entdecken, für den es sich zu leben lohnt.

Der psychologische Schmerztherapeut muß seine Patienten

auch oft bei Krisen und Konflikten unterstützen, die von außen, durch die Krankheit bedingt, auf ihn einstürzen: finanzielle Sorgen, Verlust des Arbeitsplatzes, Auseinandersetzungen mit Rentenanstalten, Sozialgerichten und Versicherungen. Solche »entnervenden« Verfahren gehen schon an die Substanz des gesunden Menschen. Bei kranken Menschen kann es hier unserer Meinung nach regelrecht zu krankheitsverschlimmernden Folgen kommen. Deshalb habe ich diesem Thema auch ein Extra-Kapitel gewidmet (Kapitel XII).

Im Abschnitt I/5 zum *Interdisziplinären Ansatz* erwähnte ich bereits, wie wichtig es ist, daß in der Schmerztherapie die verschiedenen Behandler desselben Patienten ihre Maßnahmen zu dessen Wohl koordinieren. Der psychologische Schmerztherapeut ist deshalb fachlich und auch von der beruflichen Einstellung her in der Lage, mit anderen Berufsgruppen, wie hier den Ärzten, zu kooperieren, denn Schmerzpatienten müssen in der Regel vom Arzt und vom Psychologen gleichermaßen betreut werden.

Aus all diesen Gründen ist es unbedingt erforderlich, daß die psychologische Schmerztherapie nur von klinischen Psychologen ausgeübt wird. Aufgrund ihrer Ausbildung ist nur diese Berufsgruppe in der Lage, alle Erfordernisse an die Flexibilität und die Qualifikation des psychologischen Schmerzbehandlers zu erfüllen. Wie weit − oder, besser gesagt, wie wenig − dieser Erfordernis in der Praxis Rechnung getragen wird, können Sie unter der Überschrift *Zur Situation der Schmerztherapie in der Bundesrepublik* nachlesen.

Ich gehe davon aus, daß es eines Tages Allgemeinwissen sein wird, daß die Psychologie mit zum Standard der schmerztherapeutischen Ansätze zählen muß und nicht als allerletzte Verlegenheitslösung angesteuert wird, wenn alles andere nichts mehr hilft oder gar noch nie geholfen hat. Sicherlich ist es für das Schicksal vieler Schmerzpatienten und solcher Menschen, die im Umgang mit Schmerzen für sich etwas lernen möchten, schon zu diesem Zeitpunkt sinnvoll, praktisch, und mit Hilfe dieses Buches nun auch theoretisch, von den Erfah-

rungen zu profitieren, welche ich im Laufe meiner mehrjährigen psychotherapeutischen Tätigkeit mit Schmerzpatienten
gesammelt habe.

Ich habe versucht, unsere psychologischen Ansätze, die
auch Herrn P. bei der Verarbeitung seiner Thalamusschmerzen
nachhaltig so gut geholfen haben, so zusammenzufassen und
in eine Reihenfolge zu bringen, daß auch Sie als Leser einen
hilfreichen Einblick in diesen Bereich der »sanften« Schmerzbehandlung erhalten können.

Freundlicherweise haben viele der Patienten, denen wir in
unserer Praxis helfen konnten, eingewilligt, daß ich in diesem
Buch über ihren Fall berichten darf. Die meisten wollen auf
diese Art und Weise mithelfen, daß auch anderen Menschen,
denen es wie ihnen erging, vielleicht ein weiterer Weg zur
Behandlung ihres Leidens gezeigt wird.

Es ist für jeden Patienten ungemein wichtig, über die verschiedenen Behandlungsmöglichkeiten seiner Leiden und
Beschwerden informiert zu sein − nur so hat man als Patient
die Chance, eigenverantwortlich entscheidende, für das Wohl
des eigenen Körpers wichtige, therapeutische Maßnahmen
mitzubestimmen.

I/8
Das Konzept der »sanften« psychologischen Schmerztherapie

Alle Menschen reagieren natürlicherweise auf Schmerzen mit erhöhter Anspannung. Dies ist ein äußerst sinnvolles »Programm«, welches uns ermöglicht, bei Schmerz sofort mit Abwehr und Flucht zu reagieren, also körperlich-seelisch in »Alarmbereitschaft« zu gehen. So vermeiden wir Schaden, der von außen kommen könnte: Die Hand wird spontan vor der heißen Herdplatte in Sicherheit gebracht, oder wir entwickeln durch Anspannung Kräfte, um vor einem Gegner – sei es ein menschlicher Feind oder ein Bienenschwarm – zu fliehen oder uns gegen ihn verteidigen zu können.

Alle Menschen stellen in der Regel die Schmerzempfindung in den Mittelpunkt ihrer Wahrnehmung. Dieses körperliche Sinneserlebnis wird plötzlich wichtiger als alles andere, was wir wahrnehmen. So führen heftige Zahnschmerzen dazu, daß man es wichtiger findet, zum Zahnarzt zu gehen als beispielsweise zu arbeiten, einkaufen zu gehen oder nachts im Bett zu liegen. Auch dies ist ein wichtiges »Programm«, denn hier warnt uns der Schmerz vor einem Schaden im Körper und bringt uns zielsicher zum Arzt, der dann die Schmerzursache behandeln kann.

Es gibt aber auch viele Arten von Schmerzen, für die diese beiden natürlichen Reaktionsprogramme nicht mehr geeignet sind. Bei vielen Arten von chronischen Schmerzen und auch bei Geburtsschmerzen kann die Anspannung sogar dazu führen, daß die Schmerzen noch schlimmer werden. Da also, wo wir Schmerzen hin- und annehmen müssen, benötigen wir ganz andere »Programme«. Wird ein Kind geboren, zeigen die Schmerzen ein neues Leben an und nicht eine behandlungsbedürftige Krankheit. Operationsschmerzen bedeuten meist nicht, daß der Körper angegriffen wird, sondern sie bedeuten, daß gerade geheilt wird.

Chronische Schmerzen dagegen haben ihre Funktion als Warnsignale verloren. Die Schmerzursache ist entweder ausbehandelt — wie schon bei der Rose-Erkrankung beschrieben — oder ist nicht oder nur sehr schwer therapierbar — wie beispielsweise Thalamusschmerzen oder viele Arten von Rheuma- oder Krebsschmerzen. Hier gilt es, den Schmerz aus dem Zentrum der Wahrnehmung herauszunehmen und zu lernen, mit ihm auszukommen. Mit anderen Worten: Wir müssen in solchen Schmerzsituationen unsere eigenen psychischen Möglichkeiten der Schmerzverarbeitung aktivieren. Es gibt Menschen, die psychische Schmerzverarbeitungsstrategien als Naturtalent beherrschen. Sehr viele müssen diese geistigen Fähigkeiten aber erst mit Hilfe des psychologischen Schmerztherapeuten gezielt für sich entwickeln und erlernen.

Hierbei gibt es schon eine Reihe von psychologischen Ansätzen, die für Schmerzpatienten in diesem Sinne eine Hilfe darstellen. Alle Experten sind sich darüber einig, daß zu einer optimalen Schmerzverarbeitung die körperliche Entspannung notwendig ist. Chronisch verkrampfte Muskelgruppen können bereits vorhandene Schmerzen empfindlich verstärken. Außerdem gibt es Schmerzzustände, die durch Muskelverspannung sogar hervorgerufen werden, man denke da an den Spannungskopfschmerz und an viele Formen des Rückenschmerzes. Zur Geburtsvorbereitung lernen Frauen, sich durch eine bestimmte Atemtechnik in den Wehenschmerz hinein zu entspannen. Der Indianer, der sprichwörtlich keinen Schmerz kennt, beißt höchstwahrscheinlich eben nicht die Zähne zusammen, wenn er Schmerzen auszuhalten hat. Untersuchungen bei Fakiren haben gezeigt, daß diese Menschen im Schmerz körperlich entspannt sind, daß der Herzschlag sich verlangsamt. Die bei ihnen gemessenen Gehirnströme sind identisch mit denen, die sonst bei Menschen im Schlaf und im Trancezustand gemessen werden. Geht man innerlich gegen den Schmerz an, wird automatisch der Muskeltonus (Anspannung der Muskeln) erhöht, die Blutgefäße verengen sich, und es werden Streßhormone, wie beispielsweise das oft erwähnte Adrenalin, ausgeschüttet. Der Atem wird angehalten oder geht sehr unregelmäßig. Das führt wiederum zu einer unregelmäßigen Sauerstoffversorgung von schmerzhaft verspannten Muskelpartien und wirkt schmerzverstärkend.

Aus diesen Gründen ist bei allen psychologischen Ansätzen ein Erreichen körperlicher Entspannung — begleitet von regelmäßigem und ausreichend tiefem Atmen zur Schmerzverarbeitung — sozusagen das A und O. Das vielbekannte autogene Training, die progressive Muskelentspannung nach Jacobson, diverse Imaginationsverfahren und bestimmte Übungen aus der Atemtherapie steuern alle eigentlich das Ziel an, sich entspannen zu können. Auch Verfahren wie Akupunktur, TENS-Behandlung oder Massage haben unter anderem die Muskelentspannung zum Ziel.

Viele Schmerzexperten haben jedoch unserer Meinung nach das wertvolle Wissen um die schmerzlindernde Wirkung von allgemeiner Entspannung in letzter Konsequenz noch gar nicht ausgeschöpft. Es ist nach wie vor üblich, daß Schmerztherapeuten ihre Methoden als »Schmerzbekämpfung« bezeichnen. Hier ein Zitat des ehemaligen Präsidenten der Internationalen Gesellschaft zum Studium des Schmerzes: »Es gibt zuviel Schmerz in der Welt. Aber wir haben Methoden, ihn zu stoppen. Jetzt ist es Zeit zu kämpfen.« In der Schmerztherapie werden fast nur Worte benutzt, die eigentlich Kampfmetaphern sind. Auch psychologische Behandlungsprogramme tragen Namen wie »Schmerzbewältigungstraining« oder »Schmerzimmunisierungstraining«. Schmerzen sollen »psychologisch überwunden« werden. In einem Film über Schmerzpatienten wurde im Titel von dem »unsichtbaren Gegner« gesprochen.

Die Schmerztherapie sagt also dem Feind den Krieg an. Und einige der vernichtendsten »Geschosse« sind dann die Entspannungsmethoden. Das ist genauso paradox, als stellte ich bildlich dar, wie eine Friedenstaube dem Feind die Augen aushackt. Es ist sehr ausschlaggebend, mit welchen Worten wir unser therapeutisches Vorgehen bezeichnen. Manch einer mag denken, daß die Benutzung dieser oben genannten »Kampfworte« eine nur unwesentliche Wirkung hat. Es gibt aber eine ganze Reihe von psychologischen Untersuchungen darüber, wie stark selbst »unbewußt« gehörte Worte wirken. Aufgrund dieser Untersuchungen wurden z. B. die sogenannten »Subliminal«-Kassetten entwickelt. Hier werden in sehr hohen Frequenzen Worte und Sätze wiedergegeben, die nur das »unbewußte« Ohr wahrnimmt. Vom Bewußtsein her hören wir auf diesen Kassetten lediglich die Musik. Die unbewußt gehörten Worte haben erwiesenermaßen einen Einfluß auf tatsächliches Verhalten und Befinden. Auch im visuellen Bereich gibt es solche psychologischen Effekte. In den USA hat man die Trägheit des bewußten Auges bei Kinobesuchern zu Werbezwecken genutzt. Spielfilme, die sich aus vielen Einzelbildern zusammensetzen, wurden so »präpariert«, daß zwischendurch immer wieder – für das bewußte Sehen viel zu schnell – Fotos von Coca-Cola-Flaschen eingeblendet wurden. In der Spielfilmpause konsumierten die Kinobesucher bei diesen Filmen sehr viel mehr Coca-Cola als sonst üblich, obwohl sie gar nicht »wußten«, daß sie die Werbefotos gesehen hatten. Wenn also im Zusammenhang mit Schmerzbehandlung immer Worte mit »Kampf«-Charakter benutzt werden, bewirken diese Formulierungen eine unbewußte innere »Kampfhaltung« mit allen dazugehörigen physiologischen Konsequenzen. Jede Assoziation von Feind oder Kampf aktiviert in unserem Körper die sogenannte *sympathische* Steuerung: Die Muskeln spannen sich an, der Atem stockt, geht unregelmäßig oder wird flach und schnell. Das Herz schlägt schneller, die Gefäße verengen sich, es werden schmerzverstärkende Streßhormone ausgeschüttet. Rein gedanklich setzt eine »Verengung« des

Wahrnehmungsrahmens ein, denn natürlicherweise muß man sich auf einen Feind konzentrieren und darf sich auf keinen Fall ablenken lassen. All diese Folgen für Körper und Wahrnehmung gelten aber bei chronischen oder positiven Schmerzen als schmerzverstärkend.

In unserer Praxis wählen wir aus diesen Überlegungen heraus stets neutrale Begriffe für unsere Arbeit. So reden wir von »Schmerzverarbeitungsübungen« oder »Schmerzverarbeitungsstrategien«. Das Ziel unserer Behandlung ist immer, ein versöhntes Verhältnis zum Schmerzerlebnis zu erreichen. Eine versöhnte innere Haltung zu einem Erlebnis bewirkt nämlich auch entsprechende körperliche Reaktionen. Denken Sie einmal daran, wie Sie sich einen Menschen bildlich vorstellen, der – mit was auch immer – versöhnt ist. Bei ihm wirkt eine ganz andere körperliche Aktivierung, und zwar die *parasympathische* Steuerung. Diese Steuerung geht einher mit einem entspannten Muskeltonus, mit einer Erweiterung der Gefäße und daher einer insgesamt guten Durchblutung. Der Atem »fließt« ruhig und regelmäßig. Die Stoffwechselspitzen, wie sie durch die Adrenalinausschüttung entstehen, sind ausgeglichen. Die Wahrnehmung wird auf »Weitwinkeloptik« umgeschaltet, aus der als friedlich erlebten Entspannung heraus kann man es sich getrost erlauben, den inneren Blick schweifen zu lassen, insgesamt also offen zu sein. Dieser Wahrnehmungszustand erlaubt es uns auch, neben dem Schmerz noch viele andere Sinneserlebnisse zu registrieren. Somit verliert der Schmerz neben diesen vielen anderen Eindrücken an Bedeutung. In der parasympathischen Aktivierung sind wir Menschen optimal lern- und aufnahmefähig. Sie ist also auch die beste Voraussetzung, um Lösungswege für persönliche Probleme zu entdecken und um neue Fähigkeiten, wie beispielsweise ein psychologisches »Schmerzverarbeitungsprogramm«, für sich zu erlernen. Daher kann ein umfassendes Versöhnungserlebnis mit dem Phänomen Schmerz als neue innere Haltung eine insgesamt viel tiefere Entspannung bewirken als jedes von außen auf die Kampfhaltung »aufgesetzte« Entspannungstraining.

Wie aber erreicht man diese tiefgreifende innere Versöhnungshaltung? Sicher nicht nur, indem man sie sich vornimmt wie ein »Ab-heute-will-ich-immer-artig-Sein«. Es gehören schon etliche gedankliche Schritte dazu, ehe man dieses Versöhnungsziel innerlich verwirklicht hat. Vielen Schmerzpatienten wird gesagt: »Sie müssen lernen, mit Ihrem Schmerz zu leben, Sie sollten ihn akzeptieren.« »Jedoch WIE ich lernen kann, meine Schmerzen zu akzeptieren, hat mir noch keiner verraten. Ich hätte es ja wirklich gern gemacht, war aber mit diesem Anspruch ganz auf mich allein gestellt«, klagte neulich eine Patientin beim Erstgespräch.

Das Programm unserer sanften psychologischen Schmerztherapie ist in zwei Bereiche aufgeteilt, die beide gleich wichtig sind. Im Kapitel II *Der »Fakir« in uns* beschreibe ich die wesentlichsten mentalen Übungen, mit deren Hilfe Sie eine geistig gesteuerte Schmerzlinderung erzielen können. Wenn Sie diese Übungen beherrschen, sind sie für den »bewußten« Einsatz zu benutzen. Das Erarbeiten dieser Übungen ist schon der erste wichtige Schritt zur inneren Versöhnung. Sie führen viele unserer Patienten zu dem wichtigen und oft auch wirklich erfreulichen Erlebnis, daß sie eigene Fähigkeiten haben, die sie aktiv einsetzen können. Das allein schon führt aus der oft subjektiv erlebten »Opferrolle« heraus. Es wird nicht mehr nur etwas mit mir gemacht, sondern ich kann auch aktiv sein. Oft erscheint dann der Schmerz gar nicht mehr so bedrohlich und übermächtig, er wird als »handhabbar« und dadurch auch als harmloser als zuvor erlebt.

Im Kapitel III *Die Kraft des Unbewußten nutzen* lernen Sie die Möglichkeit, sich mit Ihrem persönlichen Schmerzerlebnis insgesamt zu versöhnen und zu arrangieren. Dadurch können Sie erreichen, daß bei Ihnen eine von »innen her« gesteuerte, also völlig »unbewußt« ablaufende Schmerzlinderung einsetzt. Bei diesem Bereich geht es nicht um ein Üben, sondern um eine Einstellungsänderung bis zu einer ganz neuen inneren Grundhaltung gegenüber dem Schmerz.

Das Erlernen beider Bereiche ist gleich wichtig. Sie ergänzen einander. Die »Fakir«-Strategien verstärken den Effekt der inneren Versöhnung. Umgekehrt wirkt die veränderte Grundhaltung zum Schmerz wie das »grüne Licht« unseres Unbewußten für ein effektives Funktionieren der »Fakir«-Fähigkeiten.

Lesen Sie im nächsten Abschnitt mehr über das ausgewogene Zusammenspiel dieser beiden wichtigen Bereiche.

I/9
Versöhnung mit dem Beschützer
unseres Körpers — dem Schmerz

Ein Schiffbrüchiger schwimmt im Meer. Jemand wirft ihm
einen Rettungsring zu. Erschöpft streift der Schwimmende den
Ring über den Leib. Es gelingt ihm, mit dieser rettenden Hilfe
das sichere Ufer zu erreichen. An Land behält er den Rettungsring aus Sicherheitsgründen an. »Wenn ich ab jetzt immer
diesen Ring trage, kann ich niemals ertrinken«, denkt er sich.
Er trägt den Rettungsring in der U-Bahn, beim Zärtlichsein mit
seiner Freundin und zu vielen anderen Gelegenheiten. Mit der
Zeit stellt er fest, daß so ein Rettungsring ganz schmerzlich
stören kann. Das ganze Leben kann man sich damit verderben.
Die Qual wird immer größer, und eines Tages sagt er sich: »Ich
hasse Rettungsringe — nicht einmal in Ruhe U-Bahn-Fahren
kann ich damit.« Er begibt sich auf die Suche nach jemandem,
der ihm hilft, den Rettungsring ein für allemal zu beseitigen.
Am Ende findet er einen Experten, der den Rettungsring
erfolgreich vernichtet. Einige Jahre später gerät er wieder in
Seenot. Wieder wird ihm ein Rettungsring zugeworfen. Entsetzt ruft er seinem Retter zu: »Laß mich in Ruhe mit diesem
Rettungsring, verschone mich mit diesem schrecklichen Ding,
das so furchtbar beim U-Bahn-Fahren stört« — und ertrinkt
kurze Zeit darauf.

Wenn Sie als Leser dieses Buches Erfahrungen mit starken
und chronischen Schmerzen gemacht haben und vielleicht
sogar ständig mit diesen körperlichen Qualen leben müssen,
könnten Sie sich durch die Überschrift dieses Kapitels im

Verständnis überfordert oder in Ihrer Situation gar mißachtet fühlen. Wenn wir jedoch unsere Schmerzen und unser Schmerzerlebnis erfolgreich verändern wollen, müssen wir das Phänomen Schmerz erst einmal in seiner ursprünglichen Sinnhaftigkeit begreifen. Erst dann sind wir in der Lage, mit Hilfe unserer oft brachliegenden seelischen Kräfte und Fähigkeiten zu erreichen, daß uns der Schmerz »in Ruhe läßt«, ebenso wie es Fakiren durch geistiges Training gelingt. Psychosomatische Schmerzen, wie beispielsweise der Spannungskopfschmerz, können durch diesen Ansatz erfahrungsgemäß oft sogar völlig ausgeheilt werden.

Gerade von Fakiren wissen wir, daß es äußerst wirksame psychologische, also mit der Kraft des Geistes erzielte Möglichkeiten gibt, körperlich tatsächlich vorhandene Schmerzen nicht als quälende oder störende Reize wahrzunehmen, sondern ganz entspannt zu bleiben. Ja, diese Leute lächeln oft sogar ihre Mitmenschen freundlich an, während sie sich freiwillig schmerzlichen Torturen unterwerfen. Während meiner psychotherapeutischen Tätigkeit hat sich für mich bestätigt, daß psychologische Schmerzverarbeitungsmethoden wirklich − wie von den Fakiren bewiesen − äußerst wirkungsvoll sein können. Und gerade deshalb sind sie auch mit Überlegung einzusetzen, wenn sie funktionieren sollen.

Stellen Sie sich einmal vor, ein Patient mit einer organisch geschädigten Lendenwirbelsäule hat mit Hilfe seiner Psychologin einige wirkungsvolle Schmerzverarbeitungsstrategien erlernt und wendet diese für sich erfolgreich an. Es gelingt ihm, den körperlich tatsächlich vorhandenen Schmerz aus seinem Bewußtsein auszublenden. So, wie wir äußerst selten daran denken, daß wir eine Armbanduhr, einen Ring oder Schuhe tragen, »vergißt« auch dieser Patient inzwischen meistens seine Schmerzen. Eines Tages bemerkt er, nur ein paar Zentimeter von der kranken Lendenwirbelsäule entfernt, weiter vorne im Bauch ein wirklich schmerzhaftes Ziehen. Er ist vielleicht gerade im Urlaub, und der Gedanke an einen Arztbesuch »nervt« ihn erheblich. Deshalb denkt er sich: »Ich kenne doch meine gut funktionierenden Fakir-Strategien, warum wende ich sie nicht jetzt einfach an?« Auch diesen Schmerz vergißt er dann erfolgreich. – Erfolgreich? Das Ziehen im Bauch wurde durch eine akute Blinddarmentzündung verursacht, und der Patient hat Glück, wenn er noch in letzter Minute lebensrettend operiert werden kann.

Einige Monate später bittet ein Freund denselben Mann, ihm beim Umzug zu helfen. Der Freund hat ihm früher auch schon öfter einmal einen Gefallen getan. Unser Patient ist von Natur aus sehr hilfsbereit und denkt bei dieser Gelegenheit: »Wieso soll ich nicht einmal ein bißchen mit anpacken? Meinen Rücken habe ich ja zur Zeit ganz gut im Griff, da will ich mich mal nicht so anstellen.« Am Morgen nach dem Umzug kommt er kaum aus dem Bett. Das linke Bein versagt fast seinen Dienst. Die Schmerzen sind plötzlich so stark, daß auch die allerkonzentriertesten geistigen Schmerzverarbeitungsanstrengungen nichts mehr nützen. Hat ihm nun sein Schmerzverarbeitungstraining genützt oder geschadet?

Wenn wir keine Schmerzen spüren könnten, würden wir nicht überleben. Ein Finger, der aus Versehen die heiße Herdplatte berührt, würde schwer verbrennen, wenn nicht ein blitzschneller, intensiver starker Schmerzreiz den Fingerbesitzer veranlaßte, die Hand wegzuziehen. Das alles passiert unbewußt und automatisch, noch bevor das bewußte Denken eingeschaltet wird. Und so muß es auch sein, damit der wirklich optimale Gewebeschutz, den der Schmerz eigentlich für unseren Körper darstellt, zuverlässig funktioniert. Dies gilt für jede Stelle in unserem Körper.

Wie wichtig diese Erkenntnis ist, möchte ich Ihnen mit zwei Beispielen erklären:

Es gibt Personen, die von Geburt an keine Schmerzen empfinden können. Trotz eines speziellen Verhaltenstrainings überleben diese Menschen oft nur bis zum frühen Kindes- oder Jugendlichenalter.

Auch haben die meisten Menschen nach wie vor eine völlig falsche Vorstellung von der Lepra-Krankheit. Sie glauben, die

Betroffenen verlören ihre Finger, Zehen usw., weil diese Gliedmaßen quasi »abfaulten«. Tatsache ist, daß bei den Kranken organisch völlig gesunde Körperteile verstümmeln – weil die Menschen in ihren Extremitäten *keine Schmerzen mehr spüren können*. Diese höchstgefährliche Unempfindlichkeit, die die Folge einer Virusinfektion und nicht etwa eines »Schmerzimmunisierungstrainings« ist, führt dazu, daß die Lepra-Kranken auch schwerste Verletzungen nicht registrieren können. Entsprechend bleiben die erforderlichen Reaktionen, wie etwa ein schnelles Zurückzucken, körperliche Flucht- oder Angriffaktivierung, aus. Bei der Lepra-Behandlung erzielt man daher Erfolge, wenn man den Kranken beibringt, sich im Wissen um die Schmerzunempfindlichkeit vorsorglich, wie etwa durch festes Schuhzeug oder solide Handschuhe, zu schützen. Diese Menschen wünschen sich natürlich den Schmerz als natürlichen Schutz ihres Körpers sehnlichst zurück.

Viele chronisch schmerzkranke Menschen, für die die Schutzfunktion des Schmerzes ihren Sinn verloren hat, werden verbittert gegenüber »dem Schmerz« überhaupt. Sie versuchen, ihn mit Hilfe ihrer Ärzte zu bekämpfen, wo und wie es nur geht. Hier besteht nun die Gefahr, daß die vom Schmerz Betroffenen beginnen – ähnlich wie in der »Rettungsring«-Geschichte –, das Phänomen Schmerz in Bausch und Bogen zu verteufeln.

Den Behandlern, wie z. B. Ärzten, Psychologen, Krankengymnasten usw., ist der eigentliche Sinn des Schmerzes rein theoretisch vertraut. Wichtig ist hier, daß mit jedem Schmerzpatienten über diese wesentlichen Grundlagen ein ausführliches Gespräch geführt wird oder daß die Betroffenen sich selbst gedanklich in dieses Thema vertiefen. Ich erwähnte schon, daß in unserer Gesellschaft der einzelne kaum auf das Erlebnis Schmerz innerlich vorbereitet ist. Viele Menschen machen viel zu spät die bittere Erfahrung, daß unsere Medizin etliche Schmerzprobleme nicht zu lösen in der Lage ist – weder durch Medikamente noch durch Operationen.

Zusätzlich zu den medizinischen Maßnahmen sind plötzlich die Eigenkräfte eines Menschen erforderlich, und viele von uns müssen an dieser Stelle beim Punkt Null beginnen. Dabei muß der Schmerzpatient durch die Behandler entsprechend unterstützt werden.

Das Unbewußte eines jeden Schmerzkranken spürt, ob dieser eine versöhnte Grundhaltung zur Körperfunktion Schmerz hat oder ob er dem Schmerz in Bausch und Bogen den Kampf ansagt. Bei der Kampfhaltung wird das Unbewußte uns mit seinen oft subtilen Mitteln auf dem inneren Wege zum »Fakir« stolpern lassen. Man könnte z. B. bei den Schmerzverarbeitungsübungen müde werden oder Konzentrationsstörungen bekommen. Der behandelnde Arzt oder Psychologe stellt fest, daß die Motivation beim Patienten nachläßt oder daß er seine Termine nicht mehr einhält. Unser Unbewußtes weiß nämlich genau, wie lebens-, ja überlebenswichtig unsere Fähigkeit, Schmerzen zu haben und registrieren zu können, für uns ist. Es ist, als sagte es: »Nur wegen dieses einen Lendenwirbels lasse ich es nicht zu, daß sie/er ihren/seinen Rettungsring auf den Abfall wirft, das ist viel zu riskant für den ganzen Rest des Körpers – der Preis für die Schmerzlosigkeit ist viel zu hoch!«

Wenn uns aber die »Versöhnung mit unserem Beschützer, dem Schmerz«, gelingt, wird das Unbewußte in uns sozusagen »grünes Licht« dafür gegeben, daß sich der innere »Fakir« entwickeln und vervollkommnen kann. Die Kraft des Unbewußten wird diesen Prozeß erfahrungsgemäß sogar unterstützen und fördern.

Die schon öfter erwähnten Fakire haben offensichtlich diese innere Balance zwischen erfolgreicher »Schmerzausschaltung« und gleichzeitigem Versöhntsein mit dem Schmerz, wenn er für den Körper lebenserhaltend wichtig ist, erreicht. So hörte ich von einem Schmerzforscher, daß einer der beforschten Fakire zwischen den Sitzungen, während derer er sich stets freundlich lächelnd irgendwelche Schwerter durch den Leib bohrte, die Mitarbeiter des Teams ganz wehleidig nach einer Kopfschmerztablette fragte. Ein anderer war verängstigt, als ihm Blut abgenommen werden sollte. Das Forschungsteam reagierte völlig überrascht auf diesen scheinbaren Widerspruch. Wieso wandten diese Menschen ihre Fakir-Fähigkeiten bei im Vergleich zum Schwerterbohren reinen »Kinkerlitzchen« nicht an? Meine Antwort ist, daß diese Männer ihre speziellen Schmerzverarbeitungsstrategien *zusätzlich und nicht anstelle* ihrer natürlichen körperlichen Fähigkeit, Schmerzen haben zu können, erworben haben. Ihre Fähigkeiten wenden sie nur in einem ganz bestimmten Rahmen, zu einer bestimmten Zeit und im Bereich einer bestimmten Körperstelle an. Ansonsten sind sie, was »Schmerz« angeht, Menschen wie du und ich.

In den folgenden Kapiteln stelle ich das Konzept einer »sanften psychologischen Schmerztherapie« vor. Ich möchte mit diesem Ansatz Ihnen als Leser/in dabei helfen, eine für uns Menschen optimale Einstellung zu unserem lebenserhaltenden Rettungsring, dem Schmerz, zu finden: ihn stets und ständig für alle Gefahren »griffbereit« zu haben und ihn andererseits, wenn er nur noch stört und quält, »abstreifen« zu können.

Das in diesem Buch vorgestellte mentale Programm ist nützlich für jeden, der in seinem Leben mit Schmerzen konfrontiert wird: eigentlich also für jeden Menschen. Leser mit chronischen Schmerzen, wie etwa Rheumaschmerzen, können lernen, wie sie auch mit den Schmerzen wieder ein erfülltes und für sie sinnvolles Leben führen können. Menschen, deren Schmerzen seelische Ursachen haben – wie es z. B. beim weitverbreiteten Spannungskopfschmerz der Fall ist –, werden für sich vielleicht sogar mit Hilfe dieses Ansatzes den Weg in die Gesundheit zurückfinden können. Dies kann auch für weitere Schmerzen zutreffen, denen neben dem körperlichen auch ein seelischer Anteil zugemessen wird – z. B. bei Migräne oder bestimmten Formen von Rückenschmerzen. Darüber hinaus möchten Sie sich vielleicht auch auf positive Schmerzen, die ich in dem gleichnamigen Abschnitt beschrieben habe, vorbereiten.

Bei akutem Schmerz, wie beispielsweise beim Sichschneiden mit dem Brotmesser, Ohrenschmerzen aufgrund einer Mittelohrentzündung oder gar Schmerzen nach einer körperlichen Auseinandersetzung, ist nach wie vor natürlich das absolute »Alarmprogramm« gefragt: Der Schmerz beherrscht das Zentrum der Wahrnehmung, bestimmt alles Handeln und löst spontane körperliche Abwehr- und Schutzreaktionen aus.

Im folgenden finden Sie eine ganze Reihe von mentalen Übungen. Widmen Sie diesen Übungen und damit auch sich selbst täglich ca. eine halbe Stunde. Wichtig ist dabei, daß Sie sich dafür einen Ort wählen, an dem Sie sich wohl fühlen und der einigermaßen ruhig ist. Oft gibt es schon bei diesen Überlegungen die erste Überraschung: Viele meiner Patienten macht es nachdenklich, daß es anfangs gar nicht so einfach ist, für sich selbst ein halbes Stündchen am Tag »abzuzwacken«. Sollte es für Sie wirklich so »stressig« sein, sich mit den Übungen tagtäglich zu beschäftigen, ist es sinnvoller, sich einige Tage in der Woche herauszusuchen, an denen Sie dann auch die entsprechende »innere Ruhe« haben. Die Übungen aus dem Bereich *Der »Fakir« in uns* eignen sich zum täglichen Training, die Gedankenschritte aus dem Bereich *Die Kraft des Unbewußten nutzen* können in größeren Abständen (etwa alle drei bis vier Wochen) durchlaufen werden.

Wenn Sie nach der Lektüre des Buches alle Übungen für sich kennengelernt haben, stellen Sie sich bitte ein eigenes Programm aus Übungen, die Ihnen besonders gefallen oder die Sie für sich am sinnvollsten halten, zusammen. Genauso wie wir Menschen auch sonst individuell unterschiedlich sind (zum Glück), wird auch jeder/jede Leser/in mit dem hier vorgestellten Ansatz seinen/ihren ganz eigenen Weg finden.

II
Der »Fakir« in uns

In diesem Kapitel können Sie sich eine Reihe von individuellen Schmerzverarbeitungsstrategien erarbeiten. Dabei gehen wir bei der sanften psychologischen Schmerzbehandlung davon aus, daß Sie im Laufe Ihres Lebens schon ausreichend eigene Erfahrungen mit Entspannungs- und Schmerzverarbeitungstechniken gemacht haben. Diese sind Ihnen nur nicht bewußt und daher nicht gezielt einsetzbar. Sie müssen also nicht etwas völlig Neues erlernen, sondern Sie können auf das Material zurückgreifen, das Sie in Ihrer persönlichen Lebensgeschichte bereits erworben haben. Jeder von uns hat eigentlich von Kindheit an einen »Fakir« in sich. So können Kinder bei den allerkleinsten Verletzungen sehr wehleidig reagieren. Sind sie jedoch in ein interessantes Spiel vertieft, nehmen sie auch intensivere Verletzungen – wie Abschürfungen, Schnitte, Beulen – kaum oder gar nicht wahr und sind später sogar oft überrascht, wenn sie sie entdecken. Wenn Sie stolz Ihre neue teure Stereoanlage in die Wohnung tragen und sich dabei wegen einer ungeschickten Bewegung heftig den Ellbogen stoßen, wird bei Ihnen mit Sicherheit ein völlig anderes psychophysiologisches Programm ablaufen, als wenn Ihnen das ohne Anlage passiert wäre: Dann hätten Sie angefangen zu hüpfen und instinktiv die Hände an den schmerzenden Körperteil gehalten. In diesem besonderen Moment aber stellt die neue Errungenschaft den Mittelpunkt der Wahrnehmungen dar, und der schmerzende Ellenbogen kommt in seiner Wichtigkeit erst an zweiter Stelle.

Von Kindheit an haben wir fast tagtäglich Schuhe getragen. Dieses Körpererlebnis ist derartig aus dem Bewußtsein verdrängt, daß viele von uns äußerst selten an dieses oft stundenlang anhaltende Schuhgefühl denken. Das gleiche gilt für das Tragen von Brillen, Schmuck und Kleidung. Wir sagen, wir merken es nicht, und meinen damit, daß wir nicht daran denken. Denn nur wenn man tot oder anästhesiert ist, kann man nichts mehr spüren. So sagte auch neulich der Patient mit den bereits beschriebenen Thalamusschmerzen: »Nach der Arbeit mit Ihnen habe ich meine Schmerzen zwar noch, aber komischerweise *bedeuten sie mir überhaupt nichts mehr.*« Man kann also durch ein gewisses Training erreichen, daß das Körpererlebnis Schmerz subjektiv ganz anders gewertet wird, als wir es natürlicherweise gewohnt sind.

Es wird heute viel über die Wichtigkeit von Entspannungs- oder Abschalttechniken gesprochen. Die meisten Menschen gehen davon aus, daß sie solche Techniken für sich neu erlernen müssen. Dabei kennt jeder von uns mehr oder weniger tiefe Trancezustände, während derer man sehr gut entspannt sein kann. Sie wissen, daß man von einem Menschen sagt, er sei mit seinen Gedanken »weit weg«. Man erkennt diesen speziellen Zustand daran, daß der Mitmensch mit geweiteten Augen seinen Blick undefinierbar in die Ferne richtet. Beim Ansprechen reagiert er nicht. Es kann auch sein, daß er sich schüttelt, als rüttele er sich selbst wach, und schließlich fragt: ». . . äh, was hast du gesagt, ich war eben ganz woanders.« Bedenken Sie einmal: Man spricht laut und deutlich, die Ohren des anderen sind völlig gesund, aber er hat nichts gehört! Wenn wir so etwas im Fernsehen oder auf einer Bühne sehen, sind wir total beeindruckt und sprechen von den Wundern der Hypnose. Passiert uns die eben geschilderte Situation mit einem anderen Menschen im Alltag, sagen die meisten: »He, du Träumer, aufwachen! Hier spielt die Musik!« Da wird mit Fingern geschnipst, vor den Augen des anderen herumgefuchtelt oder der Weggetretene wird mehr oder weniger heftig gerüttelt. In seiner tiefen Trance reagiert er vielleicht auf das

Rütteln mit einem entspannten, sanften Hin- und Herschaukeln, als bemerke er den unangenehmen Reiz überhaupt nicht. Nur selten sagen wir in einem solchen Moment: Was muß dieser Mensch Tolles gelernt oder trainiert haben, daß er sich so tief entspannen und so intensiv abschalten kann! Beobachten Sie einmal Menschen in der U-Bahn oder im Omnibus. Die Hälfte davon befindet sich garantiert in einer Trance. Kinder zeigen uns diesen Zustand auch ganz häufig.

Solche spontanen Alltagstrancezustände gehen mit entsprechenden körperlichen Reaktionen einher. Der Atem geht ruhig und regelmäßig, unser Herz schlägt im »Ruhetakt«, d. h. sechzigmal in der Minute. Es ist doch sehr interessant, daß die gute alte Uhr, welche wir schon seit Jahrhunderten zur Zeitmessung benutzen, auch diesen Takt hat. Daher wundert es mich gar nicht, daß einige Menschen das Ticken einer Uhr als »gemütlich« empfinden. Im Gehirn sind die allseits bekannten alpha-Wellen aktiviert. Das bedeutet, daß dieses wichtige Organ gerade »Hochleistung« betreibt, indem durch das Bewußtsein aufgenommene Informationen verarbeitet und gespeichert werden. In diesem Zustand ist das Gehirn hochgradig lernfähig und verbraucht mehr Energie, als wenn wir bewußt »da« sind. Auch im Schlaf erleben wir diesen Aktivierungszustand des Gehirns. Sie müssen also immer davon ausgehen, daß ein anderer Mensch oder Ihr Kind, wenn Sie diesen »abwesenden Blick« registrieren, für sich gerade etwas ganz, ganz Wichtiges macht. Auch bei Ihnen selbst ist dies der Fall. Insofern ist es eine regelrechte Unsitte, daß wir in unserer Kultur fast einen Sport daraus machen, die »Träumer« zurückzuholen. Asiatische Völker lassen ihre »Träumer« in der Regel in Ruhe, bis sie ihre innerliche Arbeit erledigt haben.

Es ist recht paradox, daß wir uns einerseits aktiv gegenseitig in unseren Trancezuständen behindern und andererseits viel Energie darauf verwenden, beispielsweise das autogene Training zu erlernen. Auch hier ist eine umfassende Veränderung zu einer positiven allgemeinen Grundhaltung Trancezuständen gegenüber erforderlich.

Machen Sie sich also bewußt, daß Sie in Ihrem Leben auch schon ganz viele Erfahrungen mit Tiefenentspannung, Abschalten und Tranceerlebnissen, die man genausogut Selbsthypnose nennen kann, gemacht haben. Es gilt nur, diese natürlichen Fähigkeiten zu erkennen und zu registrieren. Dann fällt ein bewußtes Einüben auch viel leichter.

Die Übungen in diesem Abschnitt helfen Ihnen beim Training Ihrer persönlichen schmerzlindernden »Geisteskraft«, welche in der Anlage schon da ist und nur noch gezielt genutzt werden muß.

II/1
Warum kann die »Geisteskraft« bei Schmerzen helfen?

Viele Menschen, die davon hören, daß psychologische Ansätze bei Schmerzen wirkungsvoll helfen können, sind zunächst überrascht. Sie denken, die Psychologie sei nur für Menschen da, bei denen »seelisch etwas nicht stimmt«. Dabei ist die Psychologie durchaus auch in der Lage, dem seelisch gesunden Menschen zu helfen, z. B. wenn es gilt, Schmerzen so zu verarbeiten, daß sie nicht mehr quälen. Psychologische Methoden wirken auf ein ganz bestimmtes Organ: auf das Gehirn. Wenn sich in unserem Schmerzerlebnis entscheidende Veränderungen einstellen sollen, ist hierbei das Gehirn maßgeblich beteiligt. Und das Gehirn bewirkt auch, daß unsere Körperfunktionen in die eine oder andere Richtung gesteuert werden. Dabei kann der richtige psychologische Ansatz bewirken, daß sich die Körperfunktionen einstellen, die erwünscht sind.

Wissen Sie, was Harakiri ist? Es handelt sich hierbei um eine alte japanische Selbsttötungsmethode. Der Betroffene nimmt ein langes, scharfes Schwert, kniet nieder und sticht sich ruckartig das Schwert tief in . . . Soll ich weiterschreiben? Warum eigentlich nicht? Ich füge Ihnen doch nichts weiter zu, als daß ich Ihnen kleine schwarze Zeichen, Buchstaben genannt, auf weißem Papier präsentiere. Jedoch passiert gleichzeitig in Ihrem Kopf und somit in Ihrem Gehirn wesentlich mehr: Ein Gedanke wird wie zu einem kurzen, innerlichen Film, der regelrecht »weh tun« und durchaus dazu führen kann, daß ein sensibler Mensch für die anderen sichtbar blaß wird und vielleicht sogar sagt: »Bitte aufhören, mir wird schlecht!« Was geschieht eigentlich, wenn jemand blaß wird? Die Blutgefäße verengen sich und lassen weniger Blut durch, was äußerlich zu einer veränderten Hautfarbe führt. Auf diesem Wege bewirkt also ein bloßer Gedanke eine *tatsächliche* körperliche Veränderung. Wenn man die obige Harakiri-Geschichte anschaulich einer größeren Runde von Menschen erzählt, wird sich die Hälfte der Zuhörer schnell schützend die Hand vor den Bauch halten. Überlegen Sie einmal: Die Hand schützt spontan den psychogen schmerzenden Bauch, obwohl kein Schwert weit und breit zu sehen ist. Die Reaktion ist auf das »innere Schwert« in den Gedanken erfolgt.

So können Gedanken bewirken, daß das Herz langsamer oder schneller schlägt, oder sie können den Blutdruck beeinflussen. Wenn uns plötzlich auf der Straße einfällt, daß wir unser Portemonnaie mit 500 DM Inhalt im Bus liegen gelassen haben, ziehen wir schreckhaft die Schultern hoch und produzieren vielleicht noch ein entsprechendes Geräusch. Die Augen weiten sich, so daß rund um die Iris herum der weiße Augapfel zu sehen ist. Begegnet uns in diesem Moment jemand, so wird er in der unmittelbaren Umgebung sicherlich keinen erklärenden Anhaltspunkt für unser Aussehen entdecken, es ist weder ein großer bissiger Hund noch ein Handtaschenräuber zu sehen. Weit und breit ist alles friedlich.

Wieder hat hier der innere Gedanke den Körper verändert, indem er Einfluß auf die Körperfunktionen genommen hat. Was ist aber nun erforderlich, damit Schultern sich hochziehen und die Augen sich weiten? Bei diesem Prozeß sind im wesentlichen die Muskeln beteiligt. Der Muskeltonus, also die Intensität, mit der ein Muskel sich anspannt, wird bei den Schultern und bei den kleinen Muskeln, die im Gesicht um die Augen herum verlaufen, erhöht. Das Geräusch, welches ausgestoßen wurde, geht mit einem veränderten Atem einher. Höchstwahrscheinlich wird der Atem im Brustkorb gestoppt und für eine Weile angehalten. Technisch gesprochen, verlangsamt sich die Atemfrequenz (Häufigkeit der Atemzüge), und es erhöht sich die Atemamplitude (Höhe des Atems – es wird statt weiter unten im Bauch jetzt ganz oben im Brustkorb geatmet).

Was hat das nun alles mit Schmerzen zu tun? Die genannten Beispiele beziehen sich auf Körperreaktionen, die man als unangenehm bezeichnen würde. Was aber in der einen Richtung funktioniert, funktioniert auch andersherum. So können mit Hilfe gezielter Gedanken die Körperfunktionen auch in eine angenehme Richtung wohltuend verändert werden. Hierbei greift der psychologische Schmerztherapeut zu Mitteln wie Phantasie und Vorstellungskraft, was letztlich auch nur bestimmte Formen von Gedanken sind. Unserem Gehirn ist es rein technisch egal, ob wir an ein verlorenes Portemonnaie oder an eine schöne Wiese denken, die dazugehörigen chemischen Prozesse »da oben« verlaufen nach denselben Grundprinzipien. Phantasie und Vorstellungskraft sind demnach keine Einbildung, sondern handfeste, materielle, *körperliche* Prozesse. Nun gibt es viele körperliche Zustände, die Schmerzen erheblich abmildern können: eine bestimmte Art zu atmen, ein entspannter Muskeltonus, Durchblutung und somit Wärme in einer bestimmten Körperpartie. Bei Migräne wirkt eine Verengung der Gefäße schmerzlindernd.

Gerade bei Schmerzen ist auf dem Weg der gedanklichen Körperbeeinflussung noch weitaus mehr möglich. Die Gehirnforschung steckt gegenüber anderen Wissenschaftszweigen sozusagen noch in den Kinderschuhen. Eines weiß man aber schon: Unser Gehirn ist in der Lage, *körpereigene Schmerzmittel*, sogenannte Endorphine, zu produzieren. Genauso können auch körpereigene Beruhigungs-, aber auch »Aufputsch«-Mittel entwickelt werden, die oft viel präziser auf unseren Körper abgestimmt sind als von außen verabreichte Medikamente. Interessante Beobachtungen wurden hier bei der Verabreichung von wirkungslosen »Scheinmedikamenten«, sogenannten Placebos, gemacht. Neuere Ergebnisse aus der Placebo-Forschung zeigen, daß Menschen aufgrund von »Einbildung«, d. h. positiv ausgedrückt, mit Phantasie und Vorstellungskraft, die Endorphine in ihrem Körper produzieren können, genauso wie einen bestimmten Muskeltonus oder Atem, wie zuvor beschrieben. Wie das genau funktioniert, beschreibe ich im Abschnitt II/9: *Der selbstinitiierte Placebo-Effekt*.

Höchstwahrscheinlich zeigt uns diese Placebo-Beobachtung nur die Spitze des Eisbergs. Die Entdeckung, daß Geisteskraft eigentlich Körperkraft ist, birgt sicherlich für uns Menschen ganz ungeahnte Möglichkeiten. Vielleicht mag es für den einen oder die andere ungewöhnlich sein, sich mental, also geistig, mit den hier im Buch vorgestellten Schmerzverarbeitungsübungen zu beschäftigen. Fest steht aber, daß sie nicht weniger einfach zu erlernen und zu beherrschen sind als viele andere Dinge, die Sie schon in Ihrem Leben gelernt haben: das Abc, Gedichte, Rechnen, Autofahren, eine Fremdsprache oder Ihren Beruf. Ein Gehirn, welches das Einmaleins abspulen kann, birgt auch alle technischen Voraussetzungen für das Erlernen ebendieser Übungen. Dieses Organ oben in unserem Kopf, nicht größer als eine Grapefruit, kann − ohne Übertreibung − millionenfach soviel wie der allerraffinierteste Computer auf dieser Welt.

Wenn bei diesen Übungen Phantasie und Vorstellungskraft gefordert sind, so machen Sie sich einmal bewußt, daß Sie diese menschlichen Fähigkeiten tagtäglich fast ständig benutzen. Wenn eine Frau ihren Mann beim Einkaufen fragt: »Sag mal, brauchen wir eigentlich auch Milch?«, so wird dieser innerlich zum Kühlschrank gehen, in den Fächern nachschauen und dann vielleicht seiner Frau antworten: »Nein, wir haben noch einen Liter zu Hause«. In der Zeit, in der er innerlich zu Hause und bei seinem Kühlschrank war, hätte ein äußerer Betrachter im Supermarkt beobachten können, wie der Blick des Mannes kurz in die Ferne wanderte, wodurch er das Aussehen eines Menschen annahm, der »weit weg ist«. Kurz danach ist er dann wieder »voll da«, schaut seine Frau direkt an und gibt die erwünschte Antwort. Was ich hier beschreibe, geschieht in uns ständig den ganzen Tag über. Wenn wir eine Reise planen, entwickeln wir in unserer Phantasie Vorstellungen, wie es am Urlaubsort wohl aussehen mag, und kein

Ingenieur oder Architekt könnte ohne die Fähigkeit der Vorstellungskraft seinen Beruf ausüben. Bei jeder Planung des nächsten Tages, bei jeder Überlegung, ein Zimmer zu renovieren oder einen Pullover zu stricken, sind Phantasie und Vorstellungskraft die maßgeblichen Helfer.

In einem sehr populären Bereich gewinnt der gezielte Einsatz von Phantasie und Vorstellungskraft, kurz auch »mentales Training« genannt, mehr und mehr an Bedeutung – beim Sport. Spitzensportler üben ihre körperlichen Bewegungsabläufe zusätzlich zum gewohnten Training zunehmend auch im Geiste ein. Dieses mentale Training führt oft zu handfesten Effekten: Die Sportler springen höher, führen eine Drehung rascher und geschickter aus, ein Tor wird gezielter getroffen. Auch hier also führt die »Geisteskraft« zur materiellen, körperlichen Wirklichkeit.

Wie nun funktioniert »Geisteskraft« genau? Wir Menschen nehmen unsere Umwelt durch ganz bestimmte »Kanäle« wahr: durch unsere fünf Sinne. So können Sie jetzt im Moment diese mit Buchstaben bedruckten Seiten sehen (visuelle Sinnesmodalität), hören mehr oder weniger bewußt die typischen Geräusche Ihrer Umgebung – z. B. das Geräusch beim Umblättern der Buchseiten (auditive Sinnesmodalität) –, und Sie spüren das Buch in Ihren Händen (kinästhetische Sinnesmodalität). Vielleicht nehmen Sie auch einen bestimmten Geruch oder Geschmack wahr (der olfaktorische und der gustatorische Sinneskanal). Von all diesen Sinneswahrnehmungen, die ich jetzt bei Ihnen angesprochen habe, werden Ihnen bis zu diesem Moment nicht alle bewußt gewesen sein – sie sind zwar wahrnehmbar, dringen aber nicht gleichzeitig und ständig bis in unser Bewußtsein vor. Und genau darin liegt eine ganz wichtige Leistung des Gehirns, Ihnen dieses subjektive Nicht-Wahrnehmen zu ermöglichen, denn nur so können Sie sich auf etwas Bestimmtes, wie z. B. den Inhalt dieses Buches, konzentrieren.

Zusätzlich zu diesen nach außen gerichteten Sinneswahrnehmungen haben wir auch die Fähigkeit, alle unsere Sinne nach innen zu richten. Diese Fähigkeit ist die Basis dafür, daß wir uns erinnern, in die Zukunft planen, Ideen und Phantasien entwickeln können. So ist es Ihnen vielleicht in diesem Augenblick möglich, mit dem »inneren Auge« die Farben einer grünen Wiese zu sehen oder, für andere Menschen nicht hörbar, vor dem »geistigen Ohr« Ihrer Lieblingsmelodie zu lauschen und sich lebhaft das Gefühl von Sonne auf nackter Haut vorzustellen oder die Empfindung, die ein leichter Sonnenbrand verursacht. Sie wissen innerlich, wie frisch gemähtes Gras riecht und wie Erdbeeren schmecken. All dies sind Wahrnehmungen von Dingen, die höchstwahrscheinlich jetzt nicht in Ihrer unmittelbaren Umgebung existieren, jedoch innerlich sind diese Sinnesqualitäten fast bei jedem Menschen präsent. Kein einziges Buch, keine Zeitung, keine Radionachrichten wären für Sie verständlich, wenn Sie sich nicht zu dem Geschriebenen oder Gehörten mit Ihren inneren fünf Sinnen die entsprechenden Phantasien und Vorstellungen entwickelten. Einige Psychologen halten es für sinnvoll, von einer zusätzlichen Sinnesmodalität zu sprechen – von der Motorik. So sind beispielsweise viele Gedanken und auch Wahrnehmungen der äußeren Umwelt oft mit typischen Körperbewegungen verbunden. Sie kennen es, daß einige Menschen beim Nachdenken rhythmisch mit zwei, drei Fingern auf eine Unterlage klopfen.

Die inneren Sinneswahrnehmungen bewirken nun, wie im Portemonnaie- oder Harakiri-Beispiel dargestellt, ebenso wie die äußeren Sinnesreize, reale körperliche Reaktionen. Dies belegt auch ein Ergebnis der Gehirnforschung: Versuchspersonen wurden gebeten, hintereinander zwei Aufforderungen nachzukommen. Die erste war: »Bewegen Sie bitte Ihr rechtes Bein«, die zweite lautete: »Denken Sie jetzt lediglich, Sie würden Ihr rechtes Bein bewegen, behalten Sie es real aber still.« Bei beiden Aufforderungen reagierte jeweils ein und derselbe Gehirnbereich aktiv. Als Fazit resultiert die Tatsache, wie wichtig es ist, die »richtigen« Gedanken, also die »richtigen« inneren Sinneswahrnehmungen für die erwünschten Körperzustände zu trainieren. Es ist erwiesen, daß das Großhirn nur denken kann, indem es Bilder (visuell), Geräusche, Klänge und Wörter (akustisch), Körperempfindungen (kinästhetisch), Gerüche (olfaktorisch) und Geschmackserlebnisse (gustatorisch) verarbeitet. Daher leite ich in allen Übungen immer wieder dazu an, all diese »Sinneskanäle« zu benutzen.

Oft reicht für eine erwünschte körperliche Reaktion nur eine einzige innere Sinneswahrnehmung aus. So können nur wenige Takte einer bestimmten Melodie einen kompletten Urlaub in unsere Gedanken heraufbeschwören − mit allen dazugehörigen Bildern, Gefühlen, Geschmäckern und Gerüchen. Der Duft eines Parfüms bringt uns innerlich automatisch das Bild eines bestimmten Menschen. Wir erinnern uns an die Stimme und auch an das Gefühl, das dieser Mensch in uns hervorgerufen hat − sei es positiv oder negativ. Wenn an einem einzigen Sinneseindruck, wie z. B. einer bestimmten Melodie, ein komplettes Erlebnis »hängt«, sprechen wir sinngemäß von einem »Anker«. Ein Anker ist, sozusagen auf alle Sinneskanäle bezogen, der »Knoten im Taschentuch«. Testen Sie diesen Effekt gleich mit der nächsten Übung.

II/2
Eine Kurzentspannung

Da all die folgenden Übungen innerlich nachvollzogen werden sollen, ist es für Sie sinnvoll, sich zuvor in einen gewissen Zustand der Entspannung und inneren Ruhe zu bringen, um besser nach innen gehen zu können. Es kann sein, daß Sie selbst schon gute Erfahrungen mit einer bestimmten Entspannungstechnik, wie etwa dem autogenen Training, gemacht haben. Wenden Sie bitte die Methode an, die Ihnen selbst am besten gefällt.

Wie die Überschrift schon sagt, können Sie sich bei der hier beschriebenen Kurzentspannung mit Ihren inneren Sinnen an einen von Ihnen gewählten Ort begeben. Es werden hierbei alle »Sinneskanäle« angesprochen. Finden Sie für sich heraus, mit welchem Sie am besten zurechtkommen. Es gibt viele Menschen, die nicht so gut innerlich Bilder sehen, also imaginieren können. Ist dies bei Ihnen der Fall, strengen Sie sich bitte nicht übermäßig beim inneren Sehen an. Entdecken Sie vielmehr, welcher »Kanal« Ihnen am besten entspricht. So kann es sein, daß Sie stark auf innere Töne, wie Klänge, Stimmen oder Geräusche, reagieren, was vielleicht ein »visueller Typ« wiederum nicht so gut kann.

Wählen Sie bitte für diese und alle folgenden Übungen zunächst einen für Sie angenehmen Ort, an dem Sie für sich die nötige Ruhe finden. Dann setzen oder legen Sie sich bequem hin. Wenn Sie mögen, schließen Sie die Augen. Vielleicht gehören Sie auch zu den Menschen, die lieber mit geöffneten Augen nach innen gehen. Probieren Sie das bitte für sich aus.

KURZENTSPANNUNG:
Reise an einen schönen Ort

1. Versuchen Sie nicht abzuschalten, sondern nehmen Sie zunächst noch einmal bewußt alle Einzelheiten Ihrer Umgebung wahr. Schauen Sie sich mit dem geistigen oder dem geöffneten Auge noch einmal um: Welche Farben, welche Formen umgeben Sie?
Welche Stimmen, Klänge und Geräusche dringen an Ihr Ohr? Wie fühlt sich Ihre Kleidung an, die Unterlage, auf der Sie liegen oder sitzen? Nehmen Sie einen Geruch oder Geschmack wahr?
2. Spüren Sie, daß man schon ein bestimmtes Erlebnis von Ruhe erfahren kann, wenn man auf die äußeren Kleinigkeiten, die man sonst oft nur unbewußt verarbeitet, innerlich eingeht.
3. Verabschieden Sie sich von den äußeren Wahrnehmungen, und begeben Sie sich mit Ihren inneren Sinnen auf eine Erinnerungsreise. Überlegen Sie, wann Sie sich an welchem Ort, an den Sie auch heute noch gerne denken, einmal besonders wohl und entspannt gefühlt haben. Wenn es mehrere Erinnerungen gibt, genießen Sie die Auswahl und entscheiden sich dann für einen dieser Orte.
4. Begeben Sie sich an diesen Erinnerungsort mit all Ihren Sinnen: Was sehen Sie? Welche Farben, welche Formen? Welche Stimmen, Klänge oder Geräusche gehören zu diesem Erlebnis dazu? Nehmen Sie das Körpergefühl in dieser Situation wahr. Fühlt sich ein bestimmter Körperbereich in der Erinnerung besonders wohl an? Gibt es einen Geruch oder einen Geschmack zu diesem Erlebnis?
5. Überlegen Sie, welches Sinneserlebnis Sie am intensivsten mit diesem Entspannungserlebnis verbinden. Ist es der Geruch, eine bestimmte Farbe? Vielleicht ein bestimmter Ton oder eine Empfindung?

6. »Tanken« Sie an diesem inneren Ort soviel Entspannung und somit Energie, wie Sie für sich brauchen.
7. Kommen Sie allmählich zurück, indem Sie wieder Ihre Sinne bewußt nach außen richten. Verbinden Sie diese Rückkehr mit einem körperlichen An- und Entspannen möglichst aller Muskeln.

Wichtige Tips

Überlegen Sie, ob Sie sich eine dieser inneren Sinneswahrnehmungen real verschaffen können. So nahm einer meiner Patienten nach dieser Übung tatsächlich immer ein Fläschchen Sonnenöl mit zur Arbeit, um öfter mal zum innerlichen Auftanken »seinen Urlaub zu schnuppern«. Sie könnten sich auch eine Glasmurmel in einer bestimmten Farbe besorgen. Eine andere Patientin von mir lutscht in angespannten Situationen erfolgreich Himbeerbonbons, weil sie diesen Geschmack mit einem sehr entspannten Erlebnis verbindet.

Der innere Ort muß nicht »klassisch« schön sein, wie etwa ein Palmenstrand. Es kann sich um eine vergnügliche Autofahrt oder um einen ganz unspektakulären Spaziergang handeln. Wie individuell verschieden die Menschen sind, zeigt dieses Beispiel: Einer unserer Patientinnen fiel als angenehmer Ort ein Kindheitserlebnis auf dem väterlichen Bauernhof ein. Besonders »wirkungsvoll« war für sie die Erinnerung ans Schweineschlachten. Es gab schulfrei, und man machte gemeinsam Blutwurst. Als ihr dieses Erlebnis innerlich wieder zugänglich war, entspannte sie total. Das dürfte nicht auf jeden zutreffen!

Denken Sie nicht an ein Nilpferd

Nun, gelingt Ihnen das? Höchstwahrscheinlich nicht, dabei steht doch da oben ganz deutlich geschrieben, daß Sie *nicht* an ein Nilpferd denken sollen. Können Sie nicht richtig denken? Das Gegenteil ist der Fall. Ihr Gehirn funktioniert wie bei allen anderen Menschen auch. Es ist nicht in der Lage, eine Negation, also ein »Nein« oder ein »Nichtangemessen« zu verarbeiten. Es gibt Untersuchungen, die belegen, daß Sieger beim Sport sich von den Verlierern dadurch unterschieden, daß sie nicht so viele Negationen denken, wie beispielsweise: »Hoffentlich rutsch' ich nicht aus, hoffentlich verfehl' ich nicht den Ball.« Es zeigt sich, daß gerade dann das Befürchtete viel eher eintreffen kann. Dabei handelt es sich nicht um Magie oder um Hypnose. Es handelt sich um einen schlichten technischen Fehler bezüglich der Gehirnbenutzung. Das Gehirn muß auf das Stichwort hin erst einmal das »Ball-Verfehl-Register« aktivieren, genauso wie beim »Nilpferd«-Beispiel. Wie muß man den Schläger halten, damit der Ball eine Chance bekommt, knapp daran vorbeizufliegen? Und da Gedanken gleich körperliche Realität sind, geht der Arm automatisch in die Verfehlposition, das Verlieren ist somit programmiert.

Wenn wir also unser Gehirn, dieses nützliche und hochleistungsfähige Organ, für unsere Ziele gewinnen wollen, ist es ganz wichtig, genaue Worte für das zu finden, was mit uns passieren soll. Wir müssen also lernen, unsere Ziele klar und positiv zu formulieren. Mit »positiv« meine ich hier nicht optimistisch im Sinne von »es wird schon werden«. Genaue, sinnesspezifische, konstruktive Formulierungen sind erforderlich. Eine Formulierung ist ein Gedanke, und einen Gedanken wiederum setzt das Gehirn in körperliche Reaktionen um. Schmerzpatienten können selten für sich ein konkretes Gesundheits- oder Erleichterungsziel benennen. Sie wünschen sich ständig, »keine Schmerzen mehr zu haben«. Auch der Zahnarztpatient wünscht sich sehnlichst, daß die Behandlung »nicht weh tun« möge. Im Gehirn kommt an: »Schmerzen, weh tun.« Kein einziges Stichwort zu dem, was *eigentlich* passieren soll.

Kopfschmerzpatienten finden oft keine Worte dafür, wie sich ein gesunder Kopf anzufühlen hat. Sie sagen auf unsere Fragen dann höchstens: »Gesund bin ich, wenn ich den Kopf nicht mehr fühle.« Nichts fühlt man nur, wenn man tot oder betäubt ist. Ein gesunder Kopf kann sich angenehm warm oder kühl anfühlen, er könnte schön kribbeln. Ein leichtes Gefühl in den Schläfen wäre vorstellbar. Nacken oder Schultern andererseits kann man als locker und entspannt erleben.

Oft beschreiben Patienten ihre Schmerzen auch mit Hilfe von nicht-körperlichen Sinneskanälen. So kann ein Schmerz »pochen« (auditiver Sinneskanal) oder »grell« sein (visueller Sinneskanal). Hier wäre es also erforderlich, dem Gehirn auch Sinneseindrücke zu nennen, die man mit dem gesunden, mit dem Zielzustand assoziiert. Vielleicht wäre das eine schöne Pastellfarbe oder, als Gegensatz zum Pochen, eine leise, spielerische Melodie.

Menschen mit chronischen Schmerzen »vergessen« oft ihre gesunden seelisch-körperlichen Anteile, da sie immer mehr den Schmerz in das Zentrum ihrer Wahrnehmung hineinlassen. Daher ist die folgende Übung dem Wahrnehmungstraining gesunder Empfindungen gewidmet:

WAHRNEHMUNGSÜBUNG 1:
Meine gesunden Körperteile

1. Setzen oder legen Sie sich bequem hin. Begeben Sie sich jetzt bewußt auf eine innere Fühlreise. Finden Sie für sich heraus, welcher Körperbereich sich momentan am *allergesündesten* anfühlt: die Füße, die Waden, Knie, Oberschenkel, Pobacken, Hüften, Leisten und Unterbauch, die Magenregion, Brustkorb, der Rücken, der Nacken, Hände, Arme, Schultern. Vielleicht ist es der Hals, Hinterkopf, die Kopfhaut, Ohren oder Bereiche im Gesicht, wie z. B. die Schläfen.

2. Beginnen Sie, in einen bestimmten gesunden Körperteil hineinzufühlen: Woran nehmen Sie die gesunde Empfindung genau wahr?

   Wie erleben Sie die Temperatur in diesem Bereich? Ist sie angenehm kühl, angenehm warm oder wohltuend neutral?

   Ist das gesunde Gefühl eher leicht oder eher schwer? Gibt es bestimmte Empfindungen, wie z. B. ein leichtes Kribbeln, ein sanftes Fließen oder »heilende« Wellen? Erleben Sie das Gesundheitsgefühl auf der Haut oder im Inneren des Körperteils?

3. Nehmen Sie sich einige Minuten Zeit zur Bewußtwerdung Ihrer persönlichen Gesundheitsempfindung. Nehmen Sie dieses Wahrnehmungserlebnis ganz in das Zentrum Ihres Bewußtseins.

Diese Übung ist eine Vorbereitung auf die

WAHRNEHMUNGSÜBUNG 2:
Wohlbefinden in meinem Problemkörperteil

1. Wünschen darf man sich alles. Vor allem, daß man wieder gesund wird und daß Schmerzen spürbar gelindert werden. Denken Sie jetzt einmal an Ihren Problemkörperteil. Beginnen Sie, darüber nachzudenken, wie sich ein Heilungs- oder

Linderungsprozeß in diesem Bereich für Sie überhaupt anfühlen würde.

2. Gehen Sie jetzt ins Detail. Wo könnte Ihrem Empfinden nach das Gesundungsgefühl entstehen? Im Zentrum des Körperteils oder von der Haut her nach innen gehend? Oder wäre das eigentliche Heilungszentrum gar in einem anderen Körperbereich? So kann beispielsweise ein angenehm lockerer Nacken eine gesunde Kopfempfindung verursachen.
Wäre das gesunde Gefühl wärmer oder kühler? Angenehm leicht oder angenehm schwer?
Würde sich das Gesundheitsempfinden schnell oder langsam ausbreiten? In Wellen oder gleichmäßig ausstrahlend? In welchem Ausmaß empfinden Sie das Zentrum oder die Quelle, in welchem die gesunden und heilen Gefühle entstehen würden: klein wie eine Erbse oder eher groß wie ein Tennisball?

3. Spüren Sie genau in diese »Phantomempfindung« hinein. Machen Sie sich noch einmal alle Gefühlseinzelheiten der gesunden Empfindung bewußt.

4. Wenn Sie sich jetzt das Gesundheits- oder Linderungsgefühl denken: Fällt Ihnen ein Bild, eine Farbe ein, womit man wie ein Künstler diese positive Empfindung ausdrücken könnte?

5. Gibt es Töne, wie Stimmen, Klänge oder Geräusche, die zu dem Bild und dem Gesundheitserlebnis dazugehören? Vielleicht fällt Ihnen eine ganz bestimmte Melodie, ein Instrument oder auch ein Rhythmus ein. Oder vielleicht wirken bei Ihnen Geräusche wie Vogelgezwitscher oder fernes Meeresrauschen.

6. Suchen Sie sich aus diesen Sinneserlebnissen wieder einen »Anker« heraus. Wirkt die »Phantomempfindung« der Gesundheitsquelle am meisten? Vielleicht das Bild, eine bestimmte Farbe oder Melodie? Beschäftigen Sie sich noch eine Weile mit Ihren inneren Gesundheits-Sinneserlebnissen.

Wichtige Tips

Sollten Sie, wie beispielsweise beim Rheuma, Schmerzen in mehreren Bereichen des Körpers haben, spüren Sie bitte für sich heraus, welcher dieser Bereiche mit dem Gesundungs- oder Heilungsprozeß beginnen würde. Gehen Sie auch hier ins Detail: Vielleicht ist es sogar der kleine Finger der linken Hand. Konzentrieren Sie sich dann ganz mit der Übung auf diesen Körperteil.

Auch hier möchte ich Sie dazu anregen, sich, wenn möglich, real die Sinneserlebnisse zu besorgen, welche Sie durch diese Übung für sich herausgefunden haben. So haben sich Patienten von mir schon Blumenzwiebeln, Poster, Spielzeugdrachen, Musikkassetten und vieles mehr nach dieser Übung angeschafft.

II/4
Mein Gesundheitsziel

Abgesehen vom Gesundheitswesen, sind wir in allen Lebens-
bereichen gewohnt, konkret zielorientiert zu denken. Mit dem
Architekten unterhält man sich auch nicht nur darüber, welches Haus man auf keinen Fall haben möchte. Irgendwann
entwickelt man gemeinsam eine klar definierte Zielvorstellung,
damit der Architekt auch handlungsfähig wird. Wie selten
sprechen wir jedoch mit unserem Arzt über unser Gesundheitsziel. Es scheint, als nähmen wir in unserer Gesellschaft an,
daß Gesundheit sich automatisch ergibt, wenn keine Krankheit
vorhanden ist. Aber auch die individuelle Gesundheit jedes
einzelnen von uns unterliegt ganz bestimmten Regeln und
Gesetzmäßigkeiten, die man genau kennenlernen, also diagnostizieren muß, um sie dann auch einhalten zu können. So sind
heutzutage viele junge Menschen krank, weil sie zuviel arbeiten, zuviel Streß haben. Hingegen erkranken viele ältere Menschen an dem Gedanken, daß sie nichts Sinnvolles mehr leisten, also viel zuwenig tun (dürfen).

Für das Üben mit meinem Programm ist es sehr wichtig, daß
Sie — am besten mit Ihrem Arzt gemeinsam — Ihre gesamten
Chancen der Schmerzlinderung erörtern. Dies ist wirklich sehr
wichtig. Das Ziel sollte natürlich realistisch gewählt werden. So
darf ein Patient mit Phantomschmerzen sich natürlich nicht
wünschen, daß sein amputiertes Bein gesund nachwächst.
Aber daß er einmal schmerzfrei sein könnte, kann kein Arzt mit
hundertprozentiger Sicherheit ausschließen. Leider meinen in

107

unserem Gesundheitswesen viele Ärzte, sie dürften ihren Patienten nur sagen, was alles auf sie zukommt. Es gilt als »unberechtigtes Hoffnungmachen«, den Patienten ihre Chancen zu erläutern, wenn diese nur sehr gering sind. Das ist sehr schade, da so dem Gehirn keine »Inputs« im Sinne eines positiven Ziels mehr gegeben werden. Ich habe schon sehr oft mit Menschen gesprochen, deren Gesundheit sich entgegen der Prognose eines oder mehrerer Ärzte zum Positiven entwickelt hatte. Machen Sie also beides: Entwerfen Sie für sich ein realistisches Gesundheitsziel, und bedenken Sie dabei auch geringste Chancen. Das Gesundheitsziel sollte stets auch gesundheitserhaltend gewählt sein. So kann bei den chronischen Folgen eines HWS-Schleudertraumas (Peitschenschlagverletzungen mit Halswirbelsäule) durchaus eine Schmerzlinderung oder gar -befreiung auf mentaler Basis erreicht werden. Diese Erleichterung darf aber nicht dazu verführen, jetzt beispielsweise wieder reiten zu gehen, schwer zu tragen oder ohne Pause acht Stunden hintereinander mit Hand oder Arm zu arbeiten.

WAHRNEHMUNGSÜBUNG 3:
Mein Gesundheitsziel

1. Stellen Sie sich vor, Sie hätten den Beruf gewechselt. Sie sind jetzt Regisseur oder Drehbuchautorin. Sie wollen einen Film über die Zukunft ihrer Gesundheit drehen. Sie können so lange an dem Film »herumtüfteln«, bis er für Sie individuell richtig ist. Den Hauptdarsteller bzw. die Hauptdarstellerin spielen Sie selbst in Ihrer gesunden Zukunft.
2. Sie sitzen jetzt im Kinosessel. Vorne werden schon einige fertiggestellte Probeszenen gespielt. Sie sehen sich alles genau an:
    Stimmen die Farben in diesem Film, das Licht, der Kontrast? Sollte vielleicht etwas mehr oder weniger Weichzeichner eingesetzt werden?
    Können Sie beim Hauptdarsteller/bei der Hauptdarstellerin wahrnehmen, daß er/sie sich gesund und wohl fühlt?

Achten Sie auf Gesichtsausdruck, Klang der Stimme, auf die Art der Bewegung.

Stimmen die Töne in diesem Film, wie z. B. Stimmen, Klänge, Geräusche? Sollte eine entsprechende Musikuntermalung zu hören sein?

Wird das Ziel realistisch und gesundheitserhaltend gezeigt (so wie im einführenden Text erklärt)?

Jetzt sehen Sie sich Szenen aus dem alltäglichen Leben an. Wie verhält sich die Hauptperson bei der Arbeit, gegenüber anderen Menschen wie Familie, Freunden, Nachbarn? Geht sie mit dem erreichten Gesundheitsziel vernünftig und gesundheitserhaltend um?

3. Wenn Sie das alles für sich richtig finden, was Sie jetzt als Ziel wahrnehmen, stehen Sie von Ihrem Kinosessel auf und gehen Sie in Gedanken in den Film hinein. Sie selbst sind jetzt mitten im Filmgeschehen. Gehen Sie auf die Zielperson zu und verschmelzen Sie dann innerlich mit ihr zu ein und demselben Menschen.

4. Nehmen Sie in diesem Zielzustand noch einmal wahr, was und wie Sie hier sehen und hören. Spüren Sie dann auch innerlich das körperliche »Phantomerlebnis«: im Zielzustand. Nehmen Sie auch wahr, ob es einen Geruch oder Geschmack gibt, an den Sie bei diesem Zielerlebnis denken müssen.

Wichtige Tips

Die Zielvorstellung muß gar nicht auf Anhieb klappen. Sie können sich auch täglich immer wieder neu mit den Einzelheiten beschäftigen. Ein Drehbuchautor braucht auch mehr als ein paar Stunden, bevor er mit seinem Drehbuch zufrieden und alles durchdacht ist.

Besorgen Sie sich auch hier, wenn es Ihnen hilft, irgendeinen »Anker« an dieses Ziel. Sei es ein Musikstück, ein Duft oder Geruch, vielleicht ein Edel- oder Halbedelstein mit einer ganz bestimmten Farbe.

Wenn Sie die Möglichkeit haben, in einem Raum für sich allein zu üben, konstruieren Sie den Zielzustand zwei, drei Meter entfernt regelrecht ins Zimmer hinein. Bei den innerlichen Vorbereitungen können Sie ruhig sitzen bleiben. Wenn alles fertig ist, stehen Sie auf und gehen richtig in das von Ihnen geschaffene Bild hinein, indem Sie mit der Zielperson verschmelzen.

II/5
Sich vom Schmerz distanzieren

Von den Fakiren weiß man, daß sie nicht empfinden: »Mein Körper wird durchstochen«, sondern daß sie innerlich erleben: »Der Körper von dem Mann da hinten wird von einem Schwert durchbohrt.« Damit meinen Sie zwar ihre eigene Person, nehmen aber bewußt zu sich einen Abstand ein. Kann man so etwas überhaupt?

Auch hier handelt es sich um eine Fähigkeit der inneren Gedankenverarbeitung, die Sie höchstwahrscheinlich schon lange beherrschen und benutzen, ohne es bewußt zu wissen. Ich möchte Ihnen durch dieses Buch unter anderem zeigen, wie Sie Ihr Schmerzerlebnis beeinflussen können. Veränderungen im Erleben bedeuten eine Veränderung in der »Einstellung« zu einem Thema. Was aber ist eine Einstellung, wie kann man sie genau beschreiben, und − vor allem − wie verändert man sie? Wir können diesen Begriff wortwörtlich auffassen, so wie man auch beim Filmen im Umgang mit der Kamera von der »Einstellung« spricht. Viele Ausdrücke unserer Sprache drükken unsere verschiedenen inneren Einstellungen aus. So hat der eine oder die andere erfreulicherweise »den Überblick«. Plötzlich kann man ein Problem »von einer ganz anderen Seite« betrachten. Wir schauen »mit den Augen eines anderen«, erinnern uns »verschwommen« oder »dunkel«, sehen »rot«, aber auch alles in »rosarot«. Es kann vorkommen, daß wir zu »jemandem aufblicken«, ohne daß dieser Mensch uns zwangsläufig körperlich überragen muß. Eine Arbeit oder Aufgabe »wächst uns über den Kopf«. Während meiner mehrjährigen Tätigkeit konnten mir all meine Patienten − für sie selbst oft überraschend − bestätigen, daß man diese dahergesagten Sätze als tatsächliche »innere Optik« wortwörtlich und ernst nehmen kann.

Mit diesen Erkenntnissen kann man sehr wirkungsvoll aktiv arbeiten. Eine meiner Patientinnen hatte beispielsweise oft das Erlebnis, daß ihr in ihrer Firma »die Arbeit über den Kopf wächst«. Die Folge waren der Reihenfolge nach Schwindel, Ängste und Kopfschmerzen. Wir faßten ihren Ausspruch wortwörtlich auf und entwickelten gemeinsam eine recht einfache Strategie: Wenn sie im Büro allein ist, schließt sie die Augen und stellt sich bildlich vor, wie um sie herum alles sehr viel kleiner wird: vor allem der Schreibtisch nebst umherliegendem Papier, Aktenordner, das Telefon. Auf diese Art und Weise hat die Arbeit keine Chance mehr, ihr über den Kopf zu wachsen. Der Schwindel bleibt aus, und sie hat entsprechend einen »besseren Überblick«. Gerade dieser Überblick verhalf ihr auch dazu zu sehen, daß ihr als einzelner Person ein viel zu großes Arbeitspensum zugemutet wird. Zuvor hatte sie sich bei der Arbeit oft als Versagerin wahrgenommen.

Eine wichtige Fähigkeit ist auch die Möglichkeit, sich selbst von außen zu sehen, also mit »den Augen eines Außenstehenden«. Wir nennen das die *dissoziierte Wahrnehmung* der eigenen Persönlichkeit. »Ach, ich seh' mich schon im Frühling im Park spazierengehen«, schwärmte mir neulich eine Freundin vor. Offensichtlich stellte sie sich diesen Frühlingsspaziergang *dissoziiert* vor. Denken Sie einmal an gestern. Wissen Sie noch, was Sie nachmittags gemacht haben? Angenommen, jemand hätte Sie dabei gefilmt, wie würde dann die Szene von außen aussehen? Die meisten Menschen verfügen über die spontane Möglichkeit der Außenwahrnehmung. Man hat sich selbst häufig auf Fotos, oft heutzutage auch schon auf Video betrachtet. Im Spiegel und vor einem Schaufenster sehen wir uns auch stets von außen.

Das Wichtige beim Dissoziieren ist: Von außen wirkt alles

Schlimme nur halb so schlimm. Viele Menschen erinnern sich an folgendes Erlebnis: Früher in der Badeanstalt beobachteten wir als Kinder unten am Beckenrand stehend die Drei-Meter-Turm-Springer. Mehr oder weniger elegant kamen sie alle spritzend und platschend sicher im Schwimmbecken an. Von unten, also aus der dissoziierten Perspektive, dachten wir: »Ach, das versuch' ich auch einmal!« Oben am Sprungbrett-ende richtete sich dann unser Blick an den eigenen Füßen vorbei in die Tiefe. Hier sprechen wir von der *assoziierten* Perspektive. Meine Augen sind meine Kamera. In der assozi-ierten Perspektive stecke ich in meiner eigenen Haut und somit auch mitten in der Situation. Wenn ich nun also das erste Mal auf dem Drei-Meter-Turm stehe, wird mir — wie den meisten — zunächst »ganz anders«, es können sich körperliche Reaktio-nen wie ein leichtes Schwindelgefühl, Herzklopfen oder ver-schnellter Atem einstellen.

Nun sind Schmerzen genauso körperlich empfundene Reak-tionen wie auch Herzklopfen oder Schwindelgefühl. Daher erleben viele unserer Patienten eine Schmerzlinderung, wenn sie es gelernt haben, sich selbst im Schmerz von außen zu betrachten, sich also vom Körpererlebnis zu dissoziieren. Posi-tive körperliche Erlebnisse kann man (wieder-)erlernen, indem man sich gezielt mit angenehmen körperlichen Zuständen und Erlebnissen assoziiert. Sehr viele Yoga-Übungen sind beispiels-weise assoziierte Katzenbewegungen, die dadurch entstehen, daß man sich gewissermaßen in eine Katze und ihre Bewe-gungsabläufe hineinversetzt. Viele Menschen kennen die spür-bar positiven Auswirkungen dieser Übungen, wie beispiels-weise körperliche Entspannung. Aus diesem Grund ist es bei der Übung zum Abschnitt II/4 *Mein Gesundheitsziel* auch so wichtig, daß Sie beim letzten Übungsschritt mit dem Zielzu-stand verschmelzen. Bei unangenehmen Erlebnissen ist es oft erleichternd, sich zu dissoziieren, bei angenehmen lohnt es sich meist, sich zu assoziieren.

WAHRNEHMUNGSÜBUNG 4:
Sich vom Schmerz distanzieren

1. Es eignen sich zwei Ausgangssituationen:
   a): Sie haben gerade Schmerzen;
   b): Sie erinnern sich *assoziiert* (also in Ihrer eigenen Haut steckend) an eine Situation, in der Sie Schmerzen hatten;
   c): Sie empfinden gerade ein leichtes körperliches Unwohlsein, wie Müdigkeit oder leichte Verspannung.
   Zum Einüben eignen sich am besten die Situationen b) und c).
2. Beschreiben Sie sich selbst innerlich den Schmerz oder das Unwohlsein. Beispiel: »Die linke Seite meines Kopfes pocht.«
3. Nehmen Sie jetzt innerlich zu Ihrem eigenen Körper einen Abstand ein. Schlüpfen Sie in die Rolle eines außenstehenden Betrachters, der vielleicht fünf Meter entfernt in einem Stuhl oder Sessel sitzt oder irgendwo bequem steht. Sie sagen sich: »Die Frau/der Mann dort hinten hat Kopfschmerzen.«
4. Schlüpfen Sie jetzt in die Rolle eines Fernsehzuschauers. Sehen Sie sich die vorangegangene Szene im Bildschirmformat an. Sagen Sie sich »Die Frau/der Mann dort im Fernsehfilm hat Kopfschmerzen.«
5. Stellen Sie sich vor, Sie hielten ein Fernsteuerungsgerät in der Hand. Der Film dort vorne stoppt zu einem Standbild. Sie selbst drehen jetzt mit Hilfe der Fernsteuerung langsam die Farbe aus dem Bild heraus, bis Sie ein Schwarzweißbild sehen.
6. Danach drehen Sie noch den Ton ab, anschließend schalten Sie den Fernseher aus und sehen sich noch einmal in der Programmzeitschrift ein kleines Schwarzweißszenenfoto des abgeschalteten Films an.
7. Sie klappen das Heft zu und wählen mit ihrer Fernbedienung ein anderes Programm.
8. Sie sehen einen Film mit angenehmen Farben und Tönen,

wie z. B. Stimmen, Klängen oder Geräuschen. Irgendwo dort hinten im Bild taucht eine Person auf, die Sie zunächst noch nicht erkennen können.

9. Die Person nähert sich, und Sie erkennen die Person aus dem »Gesundheitsziel«-Film. Sie ist in einem den Umständen entsprechenden gesunden und entspannten Zustand. Die Person auf dem Bildschirm ist mit Ihnen gleichaltrig. Am Gesichtsausdruck, an der Stimme und an den körperlichen Bewegungen nehmen Sie den positiven Zustand deutlich wahr.

10. Wenn Ihnen so richtig gefällt, was Sie da sehen, wird der Bildschirm immer größer, bis die Person, die Sie ja selbst sind, Lebensgröße hat. Die ganze Szene wird dreidimensional, wie in Wirklichkeit. Sie stehen auf, nähern sich dieser Person, die auch auf Sie weiter zukommt – so lange, bis Sie vollständig miteinander assoziiert, also zu ein und demselben Menschen verschmolzen sind.

11. Nehmen Sie wahr, was und wie Sie sehen, was und wie Sie hören, welches Körpergefühl zu diesem gesunden Empfinden paßt. Vielleicht denken Sie sogar auch an einen bestimmten Geruch oder an einen Geschmack, der mit diesem Erlebnis zusammengehört.

Wichtige Tips

Bei Bedarf setzen Sie sich bitte tatsächlich mit der Fernbedienung vor Ihren Fernseher, und üben Sie die technischen Details, wie beispielsweise Farbe heraus- oder hereindrehen.

Sollten Sie nicht so gut imaginieren, also innerlich in Bildern sehen können, machen Sie diese Übung auf »Geräuschbasis«: Hören Sie, wie jemand fünf Meter von Ihnen entfernt sagt: »Ich habe Kopfschmerzen.« Dann kommt die Stimme – leisegedreht – entsprechend aus dem Lautsprecher des Fernsehers. Bei der positiven Vorstellung hören Sie Ihre eigene Stimme sozusagen »in gesund«: froh oder lachend, mit der typischen Satzmelodie.

Bisher haben übrigens alle meine Patientinnen und Patienten, die zunächst nicht imaginieren konnten, dieses mit etwas Übung wiedererlernt. Wiedererlernt sage ich deshalb, weil alle Kinder noch imaginieren können – also konnten auch Sie es schon einmal.

Wenn der Film mit Ihrem positiven Körpererlebnis »gezeigt wird«, lassen Sie sich ruhig Zeit mit dem Assoziieren. Führen Sie so lange »Regie«, bis der Film für Sie individuell stimmt. Bedenken Sie dabei auch die Ausführungen aus dem Abschnitt II/4 *Mein Gesundheitsziel*. Sollten Sie also eine empfindliche Wirbelsäule haben, »drehen« Sie einen Zukunftsfilm, in dem Sie sich wohlig und entspannt sehen. Achten Sie aber auch darauf, daß Sie in dem Film nicht etwa fröhlich dem Nachbarn beim Möbelrücken helfen!

Sollten Sie speziell unter Phantomschmerzen leiden, gilt hier eine Besonderheit. Für Sie ist es wichtig, daß aus dem Phantomschmerz ein Phantom-Gesundheitsgefühl wird, da es offensichtlich für das Gehirn sehr schwierig ist, ein »Nicht-Gefühl« in irgendeiner Form zu senden. Assoziieren Sie sich also bitte gezielt mit dem Gefühl eines gesunden, noch vorhandenen Körperteils. Selbstverständlich kann Ihnen diese Übung nicht das gesunde Körperteil zurückzaubern. Aber das Gehirn erhält die Anregung, den Phantomschmerz mit einem Gesundheitsempfinden quasi zu »überlagern«.

Bei mir selbst wirkt, beispielsweise bei der Zahnarztbehandlung, noch ein zusätzlicher Effekt: Ich dissoziiere mich von der Situation, sehe alles von außen und benutze dann noch innerlich eine große Lupe, die so gedreht ist, daß sie optisch stark verkleinert. Je winziger ich die Szene erlebe, desto größer die körperliche Erleichterung.

Sie können gleich jetzt mit dem Üben beginnen: Wie sehen Sie von außen aus, während Sie dieses Buch in der Hand halten?

Den Schmerz »beruhigen«

Wir erleben es sehr oft, daß Patienten ihre Schmerzen mit auditiven Wörtern, also Begriffen aus dem Bereich des Hörens, beschreiben. Da können Schmerzen pochen, dumpf dröhnen oder eben »alles übertönen«. Kopfschmerzen können »schrill wie das Geräusch eines elektrischen Bohrers« sein oder in ihrer Penetranz an die Geräusche einer Kreissäge erinnern.

Auch beim Medium Film werden »schräge« Töne als Filmmusik eingesetzt, um das Unbehagen des Zuschauers bei gefährlichen Situationen bis ins Unerträgliche zu steigern. In der Tat scheinen Töne und Körperempfindungen einen engen Zusammenhang zu haben. Die meisten Menschen verziehen schmerzlich das Gesicht, wenn beispielsweise ein Orchester »falsch« spielt oder ein Musiker ein schlecht gestimmtes Instrument ertönen läßt. Das muß gar nichts mit der Lautstärke zu tun haben. Schon leise Töne, die wir als »falsch« erleben, führen zu körperlichem Unbehagen.

Auch seelische Regungen werden gewissermaßen »vertont«. So sind viele Schmerzpatienten durch die chronische körperliche Belastung »mißgestimmt«. Schöne Erlebnisse nimmt man oft innerlich »himmelhochjauchzend« wahr. Menschen, die sich nicht verstehen, erleben im Kontakt eine »Disharmonie«, die »Stimmung« läßt dann oft zu wünschen übrig, und es herrscht ein »Mißton«. Mit guten Freunden bin ich im »Gleichklang« oder genieße die gleiche »Wellenlänge«, was einen Hinweis auf einen innerlich erlebten Rhythmus gibt.

Mit diesen auditiven Phänomenen kann man besonders phantasievoll arbeiten. Hier finden auch Menschen, die nicht so gut innerlich »sehen« können, die Möglichkeit, mit Tönen zu arbeiten.

Um Ihnen eine »Einstimmung« zu ermöglichen, beschreibe ich hier meine eigene auditive Schmerzverarbeitungsstrategie. Wenn ich viele Aufgaben auf einmal zu erledigen habe, also schlicht unter Streß stehe, bekomme ich schnell Spannungskopfschmerzen. Vielleicht kennen Sie die Titelmelodie vom »ZDF-Magazin«. In einem monotonen Rhythmus wird mit einem harten, penetranten Ton das Hacken einer Schreibmaschine oder eines Fernschreibers nachempfunden. Bildlich ist das Ganze durch hektische, nach rechts verlaufende Zacken im Sinne einer Zahlenfunktion oder einer EKG-Graphik (Herzrhythmusmessung) dargestellt. Genauso wie die beschriebene Melodie »tönt« es in meinem Kopf.

Früher hörte ich viel Schallplatten. Man kann einen Plattenspieler entsprechend der jeweiligen »Scheibe« in verschiedenen Geschwindigkeiten einstellen. Auf »45« läuft das Gerät schnell, auf »33« eher langsam. Ich stelle mir vor, die obige Melodie läuft auf einer 45er-Platte. Ich fasse den entsprechenden Regler in Gedanken an und schalte einfach auf »33«. Sofort werden aus den »Zackenklängen« zwangsläufig tiefere, wie in Wellen schwingende Töne, die mich auf eine typische Art und Weise sofort an einen Walzerrhythmus erinnern. Ich beginne, innerlich Walzer zu hören, und setze den Takt durch ganz leichtes Hin- und Herschwingen auch körperlich um. Nach spätestens fünf Minuten setzt eine Entspannung ein, und der Kopfschmerz ist »beruhigt«, oft sogar zugunsten eines angenehmen Wärmegefühls völlig verschwunden.

Ein Teilnehmer unserer »Schmerzseminare« erlebte seinen Kopfschmerz, als stände er in einem Glockenturm dicht neben einer dröhnenden Glocke. Jetzt stellt er sich vor, er stiege die Treppe des Glockenturmes hinab und begäbe sich auf einen Spaziergang in der Umgebung. Aus dieser Position hört er dann das Läuten aus einer angenehmen Entfernung und erlebt dabei Schmerzerleichterung.

Eine Frau, die sich auf die Geburt vorbereitete, stellte sich die Wehenschmerzen wie das hohe Quietschen einer bis aufs äußerste gespannten Geigensaite vor. Während des Geburtsvorganges drehte sie daher ständig im Geiste mit dem entsprechenden Geigenwirbel die Saite schlaff, hörte innerlich den viel weicheren Ton und entspannte sich meist spontan dabei.

Eine andere Patientin erlebte ihren Rückenschmerz wie einen »falsch« spielenden Spielmannszug. Jetzt läßt sie dieses Orchester innerlich nach links hin wegmarschieren und hört dabei zu, wie die schmerzende Musik leiser wird. Dann gönnt sie sich innerlich ihr Lieblingskonzert. Oft muß sie dabei nachhelfen, indem sie sich richtig vorstellt, wie sie per Hand ihre Lieblingsmelodie mit dem Lautstärkeregler für sich richtig einstellt.

Ich denke, Sie haben das Prinzip jetzt durchschaut. Es geht also bei dieser Übung nicht um ein Eintrainieren von einzelnen Schritten, sondern um das »Heraustüfteln« eines für Sie ganz individuell »stimmenden« Ablaufs im Bereich des inneren »Hörkanals«.

WAHRNEHMUNGSÜBUNG 5:
Den Schmerz beruhigen

1. Als Ausgangssituation ist geeignet:
   a): Sie haben Schmerzen;
   b): Sie erinnern sich an Schmerzen;
   c): Sie stellen sich zukünftige Schmerzen vor
   (z. B. Geburt, Zahnarzt).
   Sollten Sie gerade Schmerzen haben, nutzen Sie die Zeit lediglich, um genau wahrzunehmen, mit welchen Stimmen, Klängen oder Geräuschen Sie diese Schmerzen in Verbindung bringen (z. B. Kreissäge). Überlegen Sie sich die restlichen Schritte, wenn Sie wieder Ruhe zum Nachdenken haben.

2. Wenn Sie einen auditiven Vergleich gefunden haben, überlegen Sie die damit verbundenen technischen Möglichkeiten: Bei einer Kreissäge beispielsweise kann man den Aus-Schalter betätigen oder den Stecker ziehen. Man kann sich vorstellen, daß man sich von ihr wegbewegt, vielleicht einen Spaziergang macht. Sie könnten auch Ohrenschützer aufsetzen (wie fühlen sich Temperatur und Material von Ohrenschützern auf der Haut an?). »Schräge« Musik kann man leiser drehen, schneller oder langsamer laufen lassen.
3. Überlegen Sie, mit welchen Tönen der Veränderungsprozeß einhergeht. Der Motor der Kreissäge beispielsweise klingt nach dem Abschalten langsam aus. Der fortmarschierende Spielmannszug klingt in der Ferne immer leiser.
4. Jetzt kommen neue, körperlich als angenehm empfundene Töne in den Hörkanal: eine schöne Melodie, Vogelgezwitscher. Oft kann auch schon der veränderte Ursprungston angenehm wirken: Kirchenglocken in der Ferne hören sich für viele Menschen eher träumerisch-romantisch an.

Wichtiger Tip

Schreiben Sie sich die einzelnen Schritte, die sie für sich herausgefunden haben, ruhig auf. »Spitzen Sie die Ohren« für Töne, die Sie als angenehm erleben, denn Schmerzpatienten tendieren dazu, selektiv nur unangenehme Töne wahrzunehmen.

Den Schmerz »ausblenden«

Diese Übung nun ist vor allem für die »Visuellen« geeignet. Dennoch möchte ich nach wie vor jeden Leser und jede Leserin dazu ermuntern, sich mit dem Imaginieren, also dem innerlichen Sehen, anzufreunden. Das Imaginieren ist nichts anderes als ein »Sich-etwas-Vorstellen«. Man kann es einüben wie früher in der Schule ein Gedicht oder das Einmaleins. Sie könnten beispielsweise die Augen schließen und sich das Muster Ihres Teppichs im Wohnzimmer vorstellen. Wenn Sie beim Spazierengehen einen Hund umhertollen sehen, überlegen Sie zwei Minuten später noch einmal, welche Farbe sein Fell hatte. Dann denken Sie darüber nach, wie dem Hund wohl eine andere Fellfarbe stehen würde. Sie werden feststellen, daß ein solches spielerisches Training innerhalb weniger Tage zu einem immer detaillierteren inneren Sehen führt.

Das Wort »Blende« ist ein visueller Begriff, der im weitesten Sinne etwas mit Fotografieren oder Filmen zu tun hat. Im Grunde können wir unsere Gedanken auch als innerliche Filme oder Fotos auffassen. Manchmal sind wir mitten im Geschehen (räumliches Erlebnis), oft auch außerhalb (eher bildlich-flächenhaftes Erlebnis, wie im Kino oder beim Fernsehen). Nun können wir bewußt nicht alle Dinge gleichzeitig wahrnehmen und denken. Wir sind nur in der Lage, in »Ausschnitten« zu denken. Und das ist sehr, sehr sinnvoll, denn sonst könnten wir uns nicht konzentrieren. Sie können nicht gleichzeitig dieses Buch lesen, über die Geschwindigkeit Ihres Atems nachdenken, dabei sich ein Kochrezept überlegen, auf die Nachrichten im Radio hören und zusätzlich ein Lied pfeifen.

Vergleichen Sie einmal Ihre bewußte Wahrnehmung ganz einfach mit einem Bildschirm. Bei Menschen, die Diät halten, um abzunehmen, befindet sich im Zentrum des Bildschirms überdimensional groß das gesamte Thema Essen: Salate, Torten, Ananas, Ballaststoffe, Vitamine, Kalorien usw. Alle anderen Themen des Lebens sind dadurch an den Rand gedrängt. Genauso ergeht es vielen Schmerzpatienten. Das gesamte Thema Schmerz – mit allem, was dazugehört, wie Medikamente, Arzttermine und Krankengeschichte – befindet sich ganz ausgeprägt im Zentrum des Wahrnehmungsbildschirms. Zwar wünschen sich diese Menschen sehnlichst, daß die Schmerzen weggehen, sie nicht mehr zum Arzt müssen und endlich von Medikamenten und Krankheit befreit sind. Aber »nilpferd«-technisch betrachtet, kommt auf dem Wahrnehmungsbildschirm nur wieder an: Schmerzen, Arzt, Medikamente, krank.

Ich möchte Sie bitten, daß Sie sich einmal regelrecht ein Bild von Ihrem Schmerz machen. Wieder möchte ich Sie mit Beispielen inspirieren. So beschrieb ein Mann seine Rückenschmerzen symbolisch mit einem zackigen, roten Stern, der »da hinten« quer liegt. Jemand anderes sah seine Nackenschmerzen wie einen glühenden Ball vor sich. Eine Frau symbolisierte ihren Hüftschmerz mit einer geöffneten, scharfen Heckenschere. Chronische Schulterschmerzen wurden von einer Patientin wie ein dunkler, schwerer Stein gesehen. Viele Menschen wählen zum bildlichen Ausdruck ihrer Schmerzen ganz grelle Farben. Ich selbst neige zu Schulter- und Nackenverspannungen. Diese Beschwerden habe ich – typisch Hamburgerin – im Bild des Hamburger Wasserträgers »Hummel-Hummel« symbolisiert. Oft werden auch dunkle, düstere Farben, die an schlechtes Wetter erinnern, zur gesamten Beschreibung des Schmerzerlebens benutzt.

Eine Patientin von mir symbolisiert ihren Gesichtsschmerz mit einem glühenden, pulsierenden Ball. Sie bringt dieses

Symbol, das ihren Schmerz »abbildet«, mitten in das Zentrum ihres innerlichen Wahrnehmungsbildschirms. Das entspricht dann wörtlich der »zentralen Bedeutung« des Schmerzes, welche dieser zu Beginn der Therapie für sie hatte. Zusammen haben wir folgenden »Film« entwickelt: Der Ball beginnt, sich zu drehen. Durch die Drehbewegung beginnt der Ball, zum rechten oberen Bildschirmrand zu rotieren. Dabei wird er optisch immer kleiner. Auf der freigewordenen Bildschirmfläche ist ein angenehm kühles Blau zu sehen. Aus diesem Blau entwickelt die Patientin den Anblick eines Waldsees, der für sie Ruhe und Entspannung symbolisiert. Der kleine rote Ball ist rechts oben noch zu sehen, verschwindet dann aber bald. Sie denkt nicht mehr daran, der Schmerz ist ausgeblendet. Die Kühle des Waldsees empfindet sie dann körperlich im entsprechenden Gesichtsbereich.

Der symbolische »Schmerzball« ist in diesem Film in die Blickperipherie gewandert. Sie können diesen Wahrnehmungseffekt für sich überprüfen, indem sie gleich einmal Ihren Blick auf einen Gegenstand in der Nähe richten. Während Sie diesen Gegenstand fokussieren, also direkt anschauen, können Sie gleichzeitig rechts und links auch andere Gegenstände wahrnehmen, ohne diese zu fokussieren, also auch ohne beispielsweise den Kopf dorthin zu drehen. Genauso wie Sie diese Gegenstände jetzt in der Peripherie des Blickfeldes sehen, kann auch der Schmerz »am Rande« wahrgenommen werden.

Diese Übung kann vor allem für Patienten sehr wichtig sein, die schon an einer algogenen, also durch den Schmerz verursachten, Depression leiden. Diese Patienten können (wieder) lernen, auch andere Lebensinhalte und -themen als den Schmerz in das Zentrum ihres Wahrnehmungsbildschirms einzublenden. Eine unserer Patientinnen, die mit dieser Übung gut zurechtkommt, sagte neulich: »Ich weiß, daß meine Schmerzen vielleicht immer bleiben werden, aber sie bedeuten mir kaum noch etwas. Früher habe ich mich beim Aufwachen als erstes gefragt, wie stark die Schmerzen sind, und habe daraufhin ›um den Schmerz herum‹ den Tag gestaltet. Heute überlege ich mir morgens als erstes, was ich alles machen möchte. Und erst zuletzt wird der Schmerz mit eingeplant. Er redet am Rande noch mit, bestimmt aber nicht mehr.«

WAHRNEHMUNGSÜBUNG 6:
Den Schmerz ausblenden

1. Sie machen sich ein bildliches Symbol von Ihrem Schmerzerlebnis.
2. Sie »blenden« dieses Symbol zentral auf Ihrem inneren Wahrnehmungsbildschirm ein.
3. Das gesamte Symbol beginnt, in eine bestimmte Richtung zum Bildschirmrand zu wandern, und wird dabei immer kleiner und kleiner.
4. Sie machen sich ein Symbol von Ihrem Gesundheitsziel (wie z. B. ruhiger Waldsee mit blauer Farbe).
5. Dieses Symbol wird allmählich auf die freigewordene Wahrnehmungsfläche eingeblendet.
6. Wenn Sie möchten, nehmen Sie dieses neue Bild richtig körperlich auf (die Kühle des Waldsees wird im Gesicht empfunden).

Wichtige Tips

Ich rate Ihnen ernsthaft, sich für ein paar Tage ganz gezielt übungshalber Fernsehsendungen, vor allem Fernsehwerbung anzusehen. Nicht die Produkte sind für Sie interessant, sondern die optischen Mittel der Ein- und Ausblendung, der Kameraführung überhaupt. Lassen Sie sich in Ihrer eigenen Kreativität von diesen oft wirklich einfallsreichen Ideen inspirieren. Diese optischen Effekte sind auch von menschlichen Gehirnen erdacht und können von Ihrem eigenen Gehirn für Ihre persönlichen Ziele genutzt werden. So werden manchmal Einblendungen optisch regelrecht »umgeblättert«. Oft wird

— beispielsweise bei Sportnachrichten — zusätzlich zum Hauptfilm in Mini-Format ein weiterer Film eingeblendet, der vielleicht eine Wettkampfszene zeigt.

Überlegen Sie, wie Sie sich selbst Ihr Gesundheitsziel am besten »verkaufen« können.

Selbstverständlich gehören zum Imaginieren auch Töne, wie Stimmen, Klänge oder Geräusche. Mit diesen Möglichkeiten haben Sie sich schon im Abschnitt zuvor vertraut gemacht. So können die Ein- und Ausblendungen beispielsweise mit entsprechenden Melodien oder Klängen verbunden werden.

Sie können auch versuchen, mit dem Titelbild dieses Buches zu arbeiten: Von unten her dringen Sonnenstrahlen in den zuvor düsteren Wahrnehmungsbildschirm ein. Vielleicht kommt zunächst nur einer durch, dann ein zweiter, ein dritter usw. . . . Jedesmal, wenn ein Strahl durchbricht, erklingt ein ganz heller Glockenton. Das Licht wird insgesamt immer stärker (eingeblendet), bis es zum Schluß, mit einer entsprechenden Musik untermalt, das Zentrum der Wahrnehmungsfläche ausfüllt.

II/8
Den Schmerz überatmen

Diese Übung bezieht sich ganz auf das körperliche Schmerzerlebnis. Wenn das innerliche »Hören« und »Sehen« momentan nicht Ihre Stärke sind, sollten Sie sich mit dem folgenden Vorgehen vertraut machen. Es eignet sich hervorragend für die Vorbereitung auf positive Schmerzen, wie z. B. die Wehenschmerzen bei der Geburt. Bei dieser Übung spielt das bewußte Atmen eine wesentliche Rolle. Unsere spontane Reaktion auf Schmerzen ist eigentlich ein mit körperlicher Anspannung einhergehender Atemstopp oder ein sehr schneller und flacher Atem. Dies ist eine adäquate Reaktion für Zielhandlungen wie Angreifen, Flucht oder spontane Sicherheitsbewegungen, wie das schnelle Wegziehen der Hand von der heißen Herdplatte. Wenn man jedoch Schmerzen aushalten will oder muß, wirkt die eben beschriebene Atem- und Anspannungsreaktion schmerzverstärkend.

Schmerzerleichterung bringt in diesem Fall ein tiefer, langsamer Atem, welcher dann meist automatisch mit körperlicher Entspannung einhergeht. Eine entsprechende Atemreaktion können Sie erfahrungsgemäß nur durch »Trockenübungen« erreichen. Das heißt im Klartext, daß Sie sich für das Trainieren künstlich Schmerzen zufügen müssen. Am besten wäre, Sie bäten eine andere Person, Ihnen zu assistieren. Sie selbst setzen oder legen sich bequem hin. Denken Sie sich mit dem Übungspartner einen Schmerzreiz aus, wie z. B. in den Arm kneifen oder die Hand kräftig drücken. Bei dem Schwangerschaftskursus, den ich mit meinem Mann gemeinsam zur Geburtsvorbereitung besuchte, legten die Frauen sich auf dem Fußboden auf eine Matte. Die Männer knieten sich daneben und stützten sich zur Schmerzerzeugung mit den Handballen mehr und mehr auf eine druckempfindliche Stelle am Unter- oder Oberschenkel ihrer Frauen auf. Wenn Sie für diese Übung keinen Partner finden, gibt es die Möglichkeit, sich selbst mit Hilfe einer Wäscheklammer an Nase oder Ohr Schmerzen zuzufügen. Der Schmerzreiz sollte in jedem Fall langsam ansteigen.

Wenn der künstlich erzeugte Schmerz einsetzt, ist es Ihre Aufgabe, dabei ganz entspannt zu bleiben und bewußt regelmäßig tief durchzuatmen. Zählen Sie innerlich die einzelnen Atemzüge. Nehmen Sie sich zunächst vor, zehn Atemzüge lang durchzuhalten. Nach dem Absetzen des Schmerzreizes atmen Sie dann noch eine Weile weiter. Nach zwei Minuten wiederholen Sie den Vorgang und steigern vielleicht jetzt schon die Zahl der Atemzüge. Gerade bei der Geburtsvorbereitung können Sie mit Ihrem Partner zusammen die zeitlichen Wehenintervalle simulieren. In der jeweiligen Zwischenzeit machen Sie zusammen, so wie Sie es bei der Geburt auch machen würden, irgend etwas Angenehmes, wie sich unterhalten, Musik hören oder schmusen.

Schön wäre es, wenn Sie sich trauten, den Schmerz auch mit Stimme und Tönen herauszulassen, also ruhig zu stöhnen. Das kann eine große Erleichterung bringen. Leider ist lautes Stöhnen bei uns nicht allzu gesellschaftsfähig – schon gar nicht im Krankenhaus. Das Entbindungspersonal kann damit allerdings meist etwas anfangen, weil viele Frauen in die Wehen hineinatmen. Aber auch einem Patienten mit einer schmerzhaften Nierenkolik kann lautes Atmen helfen.

Der Übungspartner sollte Sie mit seinem eigenen Atem in Tempo und Tiefe entsprechend begleiten. Dies ist auch ein wichtiger Hinweis für Menschen, die andere im Schmerz begleiten. Bei der Atembegleitung geht man zunächst eine Zeit lang auf den Rhythmus des Schmerzbetroffenen ein, beginnt also mit schnellem, flachem Atmen. Wenn man auf diese Weise »Atemkontakt« aufgenommen hat, beginnt man allmählich, seinen eigenen Atem zu verlangsamen und zu vertiefen. So kann man einen anderen Menschen in eine andere Atemart führen.

WAHRNEHMUNGSÜBUNG 7:
Den Schmerz überatmen

1. Sie denken sich mit dem Übungspartner oder für sich alleine einen Übungsschmerzreiz aus.
2. Wenn Sie zu zweit arbeiten, vereinbaren Sie auch ein Notzeichen für sofortiges Aufhören, wie beispielsweise ein Handheben.
3. Sie einigen sich mit dem Partner oder sich selbst auf eine Ausgangs-Atemzahl, die Sie nach und nach erhöhen. Der Partner könnte für Sie beim Atmen auch laut mitzählen.
4. Wenn der Schmerzreiz einsetzt, beginnen Sie mit dem langsamen, tiefen Atmen.
5. Sie stellen sich bei jedem Atemzug vor, daß der Atem direkt zum Schmerz hinfließt und ihn besänftigt. Vielleicht hat der Atem für Sie sogar eine bestimmte Farbe oder einen Ton.

Wichtiger Tip

Bitten Sie Ihren Partner, mit auf unbewußte Anspannung zu achten. So merken wir es oft nicht, wenn sich unsere Zehen in der Anspannung krümmen.

Sehr vielen Frauen hat diese Art der Geburtsvorbereitung effektiv geholfen. Da jedoch eine Geburt nicht das einzige Schmerzerlebnis für Frauen und schon gar nicht für Männer ist, lohnt sich das Erlernen dieser Atemübung für jedermann/frau.

II/9
Der selbstinitiierte Placebo-Effekt

Die Erforschung des menschlichen Gehirns steckt gegenüber anderen Wissenschaftszweigen fast noch in den Kinderschuhen. Für mich zählt zu den bisher faszinierendsten Erkenntnissen aus diesem Bereich, daß unser Gehirn in der Lage ist, die Produktion von körpereigenen Schmerzmitteln, den sogenannten Endorphinen, zu bewirken. Genauso können auch körpereigene Beruhigungs- und »Aufputsch«-Mittel entwickelt werden, die oft viel präziser auf unseren Körper abgestimmt sind als von außen verabreichte Substanzen.

Es gibt Berichte aus Kriegslazaretten, wo wirklich schwer verwundete Soldaten eingeliefert wurden, die anscheinend überhaupt keine Schmerzen verspürten. So war es dem Arzt beispielsweise möglich, ohne Betäubung eine Wunde zu nähen oder eine Kugel herauszuoperieren, während der Verletzte dabei völlig ruhig und wie unbeteiligt blieb. Hierbei geht man heute davon aus, daß in besonderen Notsituationen eine recht hohe Dosis von körpereigenen Endorphinen ausgestoßen wird, daß wir in solchen Situationen also unbewußt zu unserem »eigenen Arzt« werden.

Man hat in letzter Zeit herausgefunden, daß auch in anderen Situationen Endorphine in geringeren Dosen im Körper entwickelt werden, und zwar im Zusammenhang mit der sogenannten Placebo-Forschung. Es gibt viele Menschen, die an die Wirkungsweise eines bestimmten Medikamentes, z. B. an die eines Schmerzmittels, gewöhnt sind. Dazu gab es schon öfter folgenden Versuch: Man verabreichte solchen Patienten, meist im Krankenhaus, eine Pille, die der vertrauten Schmerztablette äußerlich ähnlich war. In Wirklichkeit bestand diese »Scheinpille« aus völlig harm- und wirkungslosen Stoffen wie Zucker und Stärke. Sehr viele der ahnungslosen Patienten berichteten dann kurze Zeit nach Einnahme dieser »Placebos« − so werden solche Scheinpillen genannt −, daß ihre Schmerzen abgeklungen seien. In der irrigen Annahme, das vertraute Medikament geschluckt zu haben, hatten sich diese Patienten den schmerzstillenden Effekt »eingebildet« − so dachte man wenigstens lange Zeit.

Neuerdings hat sich nun herausgestellt, daß auch dieser sogenannte »Placebo-Effekt« auf der Grundlage durch Geisteskraft gestarteter, handfester chemischer Prozesse basiert. Es gibt bestimmte Stoffe, die die Wirkung der oben erwähnten körpereigenen Schmerzmittel, der Endorphine, blockieren. Zu diesen Stoffen gehört auch Naloxon. Verabreicht man einem von einem Placebo getäuschten Patienten zusätzlich ein Naloxonmittel, gibt es eine Überraschung: Der Patient klagt weiter über seine Schmerzen, der »Placebo-Effekt« ist aufgehoben, selbst wenn er zuvor beim Patienten zuverlässig einsetzte!

Der Patient hat also nach der Einnahme des Placebos begonnen, mehr oder weniger bewußt das Erlebnis der Schmerzfreiheit, also sein Gesundheitsziel, zu erwarten, und es dabei innerlich in Gedanken vorweggenommen. Diese Gedanken haben dann zur konkret-körperlichen Endorphin-Ausschüttung und somit zur Schmerzfreiheit geführt. Diese Schmerzfreiheit konnte bei der Endorphin-Blockierung natürlich nicht einsetzen. Dieser Effekt zeigt ganz deutlich, daß Geisteskraft identisch mit Körperkraft ist. Er zeigt ebenso deutlich, daß die Annahme falsch ist, daß Patienten, bei denen Placebos schmerzlindernd wirken, Simulanten sind.

In unserem Psychologenteam haben wir uns gefragt, ob dieser sogenannte »Placebo-Effekt« nicht auch ganz gezielt, also ohne Täuschungsmanöver, von den betroffenen Patienten erarbeitet und herbeigeführt werden kann. Das Verstehen der mentalen Prozesse, die beim Placebo-Effekt ablaufen, ist der erste Schritt auf diesem Wege. Rein »nilpferd«-technisch betrachtet, beschäftigt sich der Patient nach der Placebo-Einnahme mit den »richtigen« Gedanken. Aufgrund seiner Erfahrungen mit Schmerzmitteln kennt er innerlich den Wirkungsprozeß. Wir sprechen hier von einer Referenzerfahrung. Wenn ich noch nie Kirschen gegessen habe, weiß ich auch nicht, wie sie schmecken, habe also keine Referenzerfahrung. Der Patient weiß jedoch genau, was nach der Einnahme der Pille passieren müßte, und denkt sehnsüchtig an diese Effekte. Durch das Nachdenken rückt er den Erleichterungseffekt in das Zentrum seiner Wahrnehmung und drängt dadurch den Schmerz in die Peripherie des Bewußtseins. Die neuen vorherrschenden Gedanken verursachen, wie im Abschnitt II/1 über die *Geisteskraft* beschrieben, die entsprechenden, in diesem Fall erwünschten körperlichen Reaktionen der Schmerzfreiheit bzw. -linderung.

Wir verhelfen unseren Patienten zu einer ganz konkreten sinnesspezifischen Beschreibung der Einnahme »ihres« Medikamentes und verarbeiten das so gewonnene Material zu einer Strategie im Sinne einer Phantasiereise. Einer unserer Patienten erlaubte mir freundlicherweise die auszugsweise Veröffentlichung seiner »Placebo-Strategie«. Bei ihm handelte es sich bei dieser Übung nicht um ein Schmerzmittel, sondern um einen Tranquilizer, der in letzter Zeit wegen starker Abhängigkeitsgefahr sehr in Verruf geriet. Ich erwähnte schon, daß viele Schmerzpatienten auch Psychopharmaka einnehmen. Das Prinzip ist auf alle anderen Medikamente übertragbar.

»Placebo-Strategie: Mit der linken Hand hole ich das ca. 3 cm hohe, zylindrische Tabletten-Röhrchen aus der linken Hosentasche. Von dem weiß-gelben Kunststoffröhrchen ziehe ich mit der rechten Hand den weißen, am Rand geriffelten Stöpsel aus Weichplastik ab, schütte eine der runden weißen Tabletten mit ca. 2 mm Durchmesser und einer Kerbe in der Mitte in die rechte Hand, führe diese zum Mund und hole die Tablette mit der Zunge in den Mund. Hier verliert die Tablette schnell ihre Form und zerfällt zu einem weichen, feinkörnigen Brei, den ich mit Hilfe der Zunge und Speichel schlucke.

In mir breitet sich eine freudige, erwartungsvolle Hoffnung aus. Ich fühle mich leicht und entspannt. Mein Blickfeld erweitert sich merklich. Ich sehe mich um. Die Bilder sind farbig, hell, nah und dreidimensional. Ich nehme meine Umwelt als Panoramafilm farbig wahr, wie durch eine Weichzeichnerlinse ohne große Kontraste. Ich rieche eine morgendliche feuchte Blumenwiese.

Im Nackenbereich breitet sich eine Entkrampfung, Lockerung und Entspannung vom Kopf in Richtung der beiden Schultern aus. Ich spüre die angenehme Wärme, eine große weiche Leichtigkeit im Inneren, die sich symmetrisch vom Kopf in Arme und Hände sowie Finger, aber auch in Beine, Füße und Zehen leicht fließend ausbreitet. Ich nehme meine Umgebung wie durch einen rosaroten Filter wahr.

Das Zittern der Hand läßt nach und geht über in ein leichtes, angenehm fließendes Gefühl, durch die Fingerspitzen nach außen ziehend. In den Händen breitet sich trockene Wärme aus. Der Kopf fühlt sich leicht an, er wirkt schwerelos wie ein goldgelber gasgefüllter Luftballon. Er ist leicht, groß und symmetrisch. Er schwebt mit leichtem Auftrieb. Ich höre eine leichte, fröhlich beschwingte Klaviermusik.«

Diese Inhalte wurden mit dem Patienten in der Sitzung erarbeitet, während er sich konzentriert an die Medikamenteneinnahme und -wirkung erinnerte. Nach der Sitzung schrieb er sich selbst auf Basis der gefundenen Stichworte den gesamten Text auf. Wir geben unseren Patienten während des »Strategie-Bastelns« jetzt immer eine bunte Glasmurmel in die Hand. Später ist dann die Murmel ein »Anker« an das Medikamentenerlebnis. Eine meiner Patientinnen benutzt ihren »Schmerzmittel-Murmel-Placebo« mit Vorliebe prophylaktisch. Sie weiß, daß sie immer Kopfschmerzen bekommt, wenn es im Büro stressig und hektisch zugeht. Sie nimmt ihren Murmel-Placebo schon auf der U-Bahn-Fahrt zur Arbeit in die Hand. Wenn sie dann mitten in der Besprechung sitzt, ist die Wirkung des Placebos ganz entfaltet. Während der hektischen Verhandlungen – es geht dabei um Termingeschäfte – spielt sie, für die anderen ganz unmerklich, in der Hosen- oder Kostümtasche mit der Murmel.

Für den Placebo-Effekt können Sie auch hervorragend mit alkoholfreiem Bier oder Wein üben. Trinken Sie ein paar Gläser, und beschäftigen Sie sich dabei intensiv mit dem Erlebnis des Angetrunkenseins. Aktivieren Sie dabei alle Ihre Referenzerfahrungen.

Sollte es für Sie wichtig sein, Medikamente einzusparen oder gar einen Entzug zu machen, empfiehlt es sich, mit dem Mittel »live« zu üben. Nehmen Sie Ihr Medikament auf gewohnte Weise ein. Setzen Sie sich mit Papier und Schreiber bequem und vor allem ungestört zurecht. Entsprechend dem angeführten Beispiel der »Placebo-Strategie« unseres Patienten notieren Sie zunächst alle Einzelheiten der Einnahme: die Verpackung, das Gefühl des Medikaments in der Hand, der typische Geschmack, die Beschaffenheit der Flüssigkeit, die Sie vielleicht zum Herunterspülen trinken. Sollte es sich bei Ihrem Mittel um Zäpfchen oder Injektionen handeln, gehen Sie ebenfalls entsprechend auf die Einzelheiten ein.

Nehmen Sie jetzt einen Gegenstand, den Sie später als Anker an die Wirkung einsetzen wollen, in die Hand. Das kann eine Murmel, Ihr Lieblingskugelschreiber oder vielleicht auch ein Schmuckstück sein.

Überlegen Sie, was die Substanz (oder die Substanzen) jetzt im Körper Ihrer Meinung nach macht – wie sie sich beispielsweise auflöst und in die Blutbahn gerät. Notieren Sie, nach wieviel Minuten Sie die ersten Anzeichen der Wirkung wahrnehmen. Spüren Sie genau hin, wo Sie etwas bemerken: vielleicht im Nacken, in den Schläfen oder in den Fingerspitzen. Lassen Sie Ihre Phantasie im Reich der Sinne symbolische Vergleiche suchen: Es ist, als sähe ich alles rosa; die Entspannung im Rücken erinnert mich an einen fließenden Bach; ich habe das Gefühl, ein kühler Wind weht mir über die Stirn; ich erlebe die Erleichterung wie heitere Walzerklänge usw.

Schreiben Sie sich auf, nach wieviel Minuten dann die volle Wirkung da ist. Gehen Sie wieder Ihre »Sinneskanäle« nach symbolischen Vergleichen durch. Stellen Sie fest, ob vielleicht eine einzelne Wahrnehmung die Wirkung intensiver als die anderen ausdrückt: Ist es eher das Rosa, die Musik oder vielleicht der kühle Wind? Ich selbst habe früher sporadisch ein sehr gut wirkendes Schmerzmittel mit dem Wirkstoff Metamizol eingenommen, bevor ich erfuhr, daß man als eigentlich gesunder Mensch die Einnahme dieser Substanz möglichst für nicht zu umgehende Notfälle aufsparen sollte. Bei meiner eigenen Placebo-Strategie zu diesem Wirkstoff ist ganz entscheidend, daß sich die Augäpfel kühl anfühlen und sich subjektiv eine extreme »Weitwinkel-Optik« entwickelt. Hierbei denke ich mir innerlich einen sich nach links und rechts weit öffnenden, grauen Vorhang, bis nur noch helle Pastellfarben mein inneres Sehen beherrschen.

Wenn Sie sich Ihre Stichworte notiert haben, gehen Sie die Aufzeichnungen noch einmal durch. Gibt es auch Nebeneffekte, die Sie unangenehm finden? Das könnte vielleicht ein leichter Schwindel oder ein flaues Gefühl im Magen sein. Wenn ja, streichen Sie aus Ihren Aufzeichnungen die zum unangenehmen Gefühl führenden Strategieschritte heraus. Es ist der große Vorteil dieser Placebo-Technik, daß unerwünschte Nebenwirkungen ganz ausgekoppelt werden können. Interessanterweise wirkt der »echte« Placebo-Effekt tatsächlich oft auch nachhaltig. Wenn Patienten von Medikamenten Nebenwirkungen, wie beispielsweise Hautausschlag, gewohnt sind, tritt abgesehen von dem gewünschten Ergebnis der Hautausschlag nach Einnahme der Scheinpille ebenfalls ein.

Überprüfen Sie jetzt noch einmal all die positiven Strategieschritte, die Sie sich aufgeschrieben haben. Von einer Strategie sprechen wir, weil Sie als Training die einzelnen Schritte mit Ihrer Geisteskraft im Sinne eines Prozesses einüben sol-

len, damit Sie dann später ganz bewußt und ohne Täuschungsmanöver den Placebo-Effekt bei sich hervorrufen, also selbst
initiieren können.

Hier noch einmal stichwortartig die einzelnen Stationen:

WAHRNEHMUNGSÜBUNG 8:
Der selbstinitiierte Placebo-Effekt

1. Als Übungssituation eignet sich:
   a) Sie erinnern sich konzentriert an eine Medikamenteneinnahme;
   b) Sie nehmen Ihr Medikament, welches Sie reduzieren
   oder absetzen wollen, »live« ein.
   Situation b) eignet sich sehr gut, wenn Sie sich diese Übung
   allein zu Hause erarbeiten wollen.
2. Sie halten die Einzelheiten der Einnahme fest.
3. Jetzt nehmen Sie einen »Anker« in die Hand.
4. Sie notieren den Zeitpunkt, wann die Wirkung beginnt, und
   beschreiben das Erlebnis detailliert und sinnesspezifisch.
   Auch unangenehme Nebenwirkungen werden festgehalten.
5. Als nächstes wird der Wirkungshöhepunkt in allen Einzelheiten festgehalten.
6. Vielleicht gibt es eine Wahrnehmung, die besonders intensiv mit dem Wirkungseffekt einhergeht.
7. Sie eliminieren aus Ihren Aufzeichnungen die unangenehmen Nebenwirkungen.
8. Jetzt bringen Sie alle positiven Strategieschritte noch einmal
   in eine Reihenfolge und beginnen mit dem mentalen Training Ihrer Placebo-Strategie. Benutzen Sie beim Training
   weiterhin Ihren Anker.

Wenn Sie beim Training immer mit dem Anker in der Hand üben, wirkt dieser Gegenstand später auch ohne das bewußte Durchlaufen der Strategie. Sie kennen diesen automatischen Effekt auch von anderen körperlichen und mentalen Abläufen, die Sie einst bewußt »einstudieren« mußten. Heute können Sie Autofahren, beherrschen das Einmaleins, eine Fremdsprache oder Texte von Gedichten oder Liedern ohne bewußtes Nachdenken.

Sollten Sie noch keine Referenzerfahrung mit einem für Sie wirkungsvollen Medikament gemacht haben, können Sie sich in der Phantasie auch auf die Suche nach einer »Zaubermedizin« machen. Eine Patientin stellte sich vor, jemand habe ihr aus China eine ganz geheimnisvolle Medizin mitgebracht, die es hier gar nicht gibt und die speziell bei Schulterschmerzen hilft. Mit meiner Hilfe entwickelte sie aus der Phantasie heraus alle nötigen Details: Verpackung, Größe, Farbe und Geschmack der Zaubermedizin. Auf dieser Grundlage arbeiteten wir dann entsprechend weiter.

II/10
Das Körpererlebnis-Tagebuch und
die Körpererlebnis-Skala

Oft ist es sinnvoll, seine körperlichen Erlebnisse über einen gewissen Zeitraum zu protokollieren. Das kann Ihnen unter anderem einen Eindruck in Zusammenhänge zwischen dem Auftreten Ihrer Schmerzen und äußerlichen Ereignissen, wie beispielsweise Streß, Ruhe oder Langeweile, Nahrungsmittelaufnahme, bestimmte Tätigkeiten oder Kontakte, geben.

Hier in Hamburg haben wir, also die ärztliche und psychologische Schmerzpraxis gemeinsam, ein relativ neuartiges Tagebuch entwickelt. Wie der Begriff »Körpererlebnis«-Tagebuch schon erkennen läßt, ist in diesem Tagebuch oder Tagesprotokoll ausreichend Raum für die Aufzeichnung von Körpererlebnissen jeder Qualität gegeben. Auch an gesunden, erfreulichen Tagen, an denen die Patienten ganz oder annähernd ihr Gesundheitsziel erleben, können sie − »nilpferd«-technisch − das Ausmaß ihres Wohlbefindens protokollieren. Sehr wichtig ist für uns die Möglichkeit, Zusammenhänge zwischen Gesundheitserlebnissen und äußerlichen Ereignissen dokumentieren zu können. Auch Gesundheitsprozesse unterliegen bestimmten Gesetzen, die es zu »diagnostizieren« gilt. Nur so können positiv beeinflussende Faktoren gezielt nutzbar gemacht werden. Ich beschrieb bereits, wie individuell unterschiedlich die verschiedensten Schmerzen bedingt sein können. So kann der eine seine Rückenschmerzen durch gezielte Gymnastik, also körperliche Aktivität, positiv beeinflussen, der nächste Patient mit den gleichen Beschwerden hingegen erfährt Erleichterung, wenn er sich einmal erlaubt, einen Tag lang auszuspannen, vielleicht sogar zu liegen oder zu faulenzen.

Welche neuartigen Überlegungen nun fließen in unser Schmerztagebuch ein? Schmerzpatienten werden meistens von ihrem behandelnden Arzt oder Psychologen dazu motiviert, ein sogenanntes »Schmerztagebuch« zu führen, wozu auch das tägliche Ankreuzen der am Tage erlebten Schmerzintensität auf einer »Schmerz-Skala« gehört. Bei diesen Skalen handelt es sich in der Regel um eine »visuelle Analog-Skala«, d. h. der Patient ordnet einem durch eine Zahl markiertem Punkt auf einer Linie die Intensität seines Schmerzes zu. Beim Ankreuzen kann er innerhalb einer Bandbreite wählen, die von »keine Schmerzen« bis zu »stärkste vorstellbare Schmerzen« gehen. Dabei steigert sich die Schmerzintensität auf den meisten Skalen − analog dem sonst üblichen Zahlenverlauf von links nach rechts:

Beispiel:

keine Schmerzen		stärkste vorstellbare Schmerzen
0	50	100

Nun gibt es in einer solchen Skala jedoch keine Ankreuzmöglichkeit für das Ausmaß des Gesundheitsziels. Wenn die Patienten ein derartig gestaltetes Schmerztagebuch konsequent führen, müssen sie bei einem angenehmen körperlichen Wohlbefinden ankreuzen, daß sie heute »keine Schmerzen« haben. Entsprechend dem »Nilpferd«-Beispiel wird sofort wieder an den für sie ja sehr problematischen Schmerz erinnert. Das Problem, von dem sie sich wegentwickeln möchten, erscheint wieder auf dem »Bewußtseinsbildschirm«. Wenn wir uns auf das Organ besinnen, welches die Veränderung von gesundheitlichen Problemen organisiert, nämlich auf das Gehirn, so sollten auch von Schmerzpatienten benutzte Tagebücher »gehirngerecht« im Sinne eines Heilungs- und Gesundungsprozesses gestaltet werden. Da bei den meisten chronisch schmerzkranken Menschen die gesamte Wahrnehmung bekanntermaßen ohnehin auf das Thema »Schmerz« fokussiert und somit auch eingeengt ist, sollte dies nicht noch durch ein täglich benutztes Meßinstrument unnötig stabilisiert werden.

Um einen Gesundungs- oder auch Linderungsprozeß bei der Schmerzkrankheit zu unterstützen und auch darstellbar zu machen, schlagen »wir Hamburger« seit drei Jahren auf unseren Seminaren zum Thema psychologische Schmerzbehandlung als Ausweg einen neuen Prototyp einer visuellen Analog-Skala zur Schmerz- und Gesundheitsmessung vor:

stärkste Schmerzen		neutrales Erleben		größtes Wohlbefinden
-100	-50	0	50	100

Sehr wichtig ist auch, daß die Schmerzdarstellung auf der linken und die Gesundheitsdarstellung auf der rechten Seite zu sehen ist. Kulturvergleichende Beobachtungen haben gezeigt, daß Menschen ein und derselben Kultur sehr oft ihre innere Vorstellung des Zeitablaufs optisch so organisieren, wie im Richtungsverlauf auch geschrieben wird. So denken die meisten Menschen in unserer Gesellschaft in der Zeitvorstellung von links nach rechts. Insofern ist es sehr ungünstig, wenn auf einer Skala zur Messung von Körpererlebnissen »stärkste Schmerzen« rechts zu sehen sind, dort also, wo wir in unserer »Zeitlinie« eigentlich die Zukunft ansiedeln. Dies käme strenggenommen einer indirekten Suggestion mit der problematischen Aussage gleich: Je älter man wird, desto mehr Schmerzen hat man. Wie stark solche unbewußten Beeinflussungen wirken können, beschrieb ich im Abschnitt I/8 mit dem Beispiel der indirekten Coca-Cola-Werbung im Spielfilm. Auf einer »gehirngerecht« gestalteten Körpererlebnis-Skala muß also unserer Meinung nach das Gesundheitsziel rechts, also identisch mit der inneren Zukunftsrichtung, und der Problemzustand links dargestellt werden.

Sie können unser Körpererlebnis-Tagebuch, welches Raum für ein dreimonatiges Tagesprotokoll bietet, unter der im Anhang angegebenen Adresse beziehen. Es erfaßt gleichermaßen Ihre körperliche und seelische Befindlichkeit und unterstützt Sie im Erkennen von Zusammenhängen zwischen Schmerz oder Wohlbefinden und Ereignissen des Tages. So lassen sich auch Veränderungen im Schmerzerlebnis und in der Schmerzverarbeitung erfassen. Behandlungseffekte werden deutlich erkennbar.

Die innere Vorstellung der Körpererlebnis-Skala eignet sich auch sehr gut für eine Schmerzverarbeitungsübung.

WAHRNEHMUNGSÜBUNG 9:
Schmerzreduktion mit der Körpererlebnis-Skala

1. Diese Übung wenden Sie an, wenn Sie gerade Schmerzen haben. Sie schauen sich im Buch noch einmal unsere Körpererlebnis-Skala an. Ganz links ist der Punkt für stärkste Schmerzen, in der Mitte für neutrales Erleben und ganz rechts für Ihr »Gesundheitsziel«, welches Sie mit Hilfe des Abschnitts II/4 *Mein Gesundheitsziel* vielleicht schon konkret erarbeitet haben.
2. Sie überlegen, welcher Minuszahl Sie die Intensität Ihrer Schmerzen zuordnen würden − vielleicht −70.
3. Sie entspannen sich, soweit es geht, und atmen, wie Sie es in der Wahrnehmungsübung 7 *Den Schmerz überatmen* schon geübt haben.
4. Jetzt konzentrieren Sie sich darauf, den Schmerz um nur eine einzige Zahl, also auf −69, zu reduzieren. Wie Sie das machen, bleibt ganz Ihnen überlassen. Sie nehmen sich ausreichend Zeit.
5. Wenn Sie den Schmerz auf −69 reduziert haben, können Sie ihn auch in Richtung −68 beeinflussen. Atmen Sie weiter

tief und regelmäßig, und konzentrieren Sie sich auf das nächste Ziel.

6. Fahren Sie auf diese Art und Weise fort, soweit es geht. Sollte es erforderlich sein, können Sie auch halbe Schritte versuchen, wie beispielsweise von −65 auf −64,5 zu reduzieren.

Wichtiger Tip

Sie können sich die Skala auch richtig im Zimmer »aufbauen«. Legen Sie entsprechend drei Kugelschreiber oder sonstige Markierungen auf einer imaginären, drei bis fünf Meter langen Linie auf den Fußboden − je nach Raumgröße. Stellen Sie sich auf der Höhe Ihrer »Schmerzzahl« richtig in die Linie hinein − mit dem Gesicht zum Gesundheitsziel gewandt. Stellen Sie sich Ihr Gesundheitsziel dort vorne im Raum vor, so wie Sie es schon geübt haben. Gehen Sie jetzt ganz langsam und bewußt in kleinen Schritten vom Schmerzpunkt weg und direkt in das Gesundheitsziel hinein.

Meine innere Stimme

Es gibt viele Menschen, die innerlich zu sich selbst sprechen. Sie selbst haben schon oft gehört, wie Mitmenschen zu sich selbst sagen »Du Idiot« oder »Ich Trottel«. Unbewußt spricht jeder Mensch zu und mit sich selbst. Nicht umsonst gibt es Redewendungen wie »eine Beziehung zu sich selbst haben«. Oft ist man sich auch mit sich selbst nicht einig.

Stimmen haben auf uns eine starke Wirkung. Sie können angenehm wirken, so daß wir immer weiter lauschen möchten. Schrille Stimmen tun regelrecht weh. Stimmen können leiern, quengeln oder befehlen. Sie können aber auch sanft sein, »streicheln«, beruhigen. Ich habe überprüft, daß viele meiner Patienten, während sie Schmerzen haben, innerlich mit eher unangenehmen Stimmen zu sich selbst reden. Ein militärisches »Schulze, reiß dich zusammen!« oder ein gezischtes »Wann hört der Mist endlich auf?« ist keine Seltenheit.

Nun ist es meiner Meinung nach unnötig, daß man im Schmerz, der ja oft mehr als genug quält, auch noch innerlich Stimmen benutzt, die zusätzlich »weh« tun. Ich möchte Sie bitten, für sich einmal herauszufinden, welche menschliche Stimme gerade im Schmerz auf Sie eine besonders angenehme und beruhigende Wirkung haben könnte. Wenn Ihnen spontan nichts einfällt, gehen Sie ruhig einmal auf »Stimmenfang« bei Rundfunk und Fernsehen, Kollegen, Freunden und Nachbarn. Achten Sie auf Einzelheiten: Sollte die Stimme eher männlich oder weiblich sein? Wie ein sanftes »Streicheln« oder kräftig und aufmunternd? Finden Sie eine ältere oder eine eher jüngere Stimme angenehm? Man kann eine Stimme innerlich genauso wie eine Melodie hören, die einem »im Kopf herumgeht«. Daher möchte ich Sie auffordern, die angenehme Stimme, die auf Sie persönlich im Schmerzerleben positiv wirkt, innerlich bewußt einzusetzten. Überlegen Sie, welche Worte und Sätze diese Stimme mit ihrem »heilen(den)« Klang zu Ihnen sagt. Oft ist auch die Richtung, aus der die Stimme spricht, sehr wichtig. Kommt die Ansprache eher von links oder von rechts? Erklingen die Worte nahe am Ohr oder in einem Meter Entfernung? Spricht die Stimme vielleicht sogar von oben zu Ihnen herab, oder nehmen Sie sie auf gleicher Ebene wahr? Da das Experimentieren mit der positiven inneren Stimme vom Gedankengang her sehr leicht nachvollziehbar ist, brauche ich Ihnen hier keine besondere Wahrnehmungsübung anzubieten.

III
Die Kraft des Unbewußten nutzen

Sollten Sie nach der Lektüre dieses Buches oder zu einem späteren Zeitpunkt von Sitz oder Bett aufstehen, umhergehen, vielleicht auch Treppen hinauf- oder hinuntersteigen, werden Sie höchstwahrscheinlich die faszinierende, geheimnisvolle Kraft Ihres Unbewußten erleben! Es läßt Sie aufrecht stehen und sich bewegen, ohne daß Sie dabei umfallen. Sie finden das nicht der Rede wert? Dann beobachten Sie einmal, wie hart und lange kleine Kinder für den aufrechten Gang trainieren müssen, bevor sie unbewußt und automatisch gesteuert laufen können. Da müssen im richtigen Moment die richtigen Muskelgruppen an- oder entspannt werden, da darf nichts, wie etwa der Po, unausgewogen überstehen, unterschiedlichste Bewegungsmuster von Händen und Armen müssen synchron ablaufen. Ebenso verhält es sich mit bewegungstechnischen Selbstverständlichkeiten wie Fahrradfahren oder Schwimmen. Selbst wenn man fünf Jahre lang nicht mehr Fahrrad gefahren ist, läßt unser Unterbewußtes uns bei Bedarf sofort wieder auf dieses Fortbewegungsmittel aufsteigen und losfahren.

Unser Unbewußtes entlastet uns von vielen Alltäglichkeiten, damit wir uns auf für uns wesentliche Dinge, wie beispielsweise ein Gespräch, konzentrieren können. Es gibt unbewußt gesteuerte »Programme«, die wie das Atmen oder der Herzschlag schon von Geburt an in uns ablaufen. Andere Abläufe, wie der bereits erwähnte aufrechte Gang und auch weitaus komplexere Programme wie Sprache oder der Beruf, gehen uns später in »Fleisch uns Blut« über, laufen also fast ebenso selbstverständlich wie der Herzschlag ab.

Im Zusammenhang mit unserem »Schmerzprogramm« verdichten sich die Hinweise darauf, daß es nicht von Geburt an so selbstverständlich funktioniert wie beispielsweise das Atmen, sondern daß es sich um ein von uns erlerntes Programm, vergleichbar dem aufrechten Gang, handelt. Bei uns allen sind die Schmerz-Reizleitungen der Nervenbahnen von Geburt an intakt. Verbrennen wir uns nun beispielsweise den linken Zeigefinger an einer Kerzenflamme, wird diese »Nachricht« richtig an unsere Schaltzentrale, das Gehirn, weitergegeben. Ruft uns ein Franzose aus Paris über eine korrekt funktionierende Telefonleitung an, kommen seine Worte ebenfalls richtig bei uns an. Nehmen wir einmal an, seine Nachricht sei eine Warnung, wie: »Bring dich in Sicherheit, ich weiß, daß dich jemand zusammenschlagen will!« Die Wirkung seiner Warnung hängt nun entscheidend davon ab, ob wir Französisch verstehen oder nicht. Wenn unglücklicherweise letzteres der Fall ist, hören wir zwar die Worte, entschlüsseln jedoch nicht deren Bedeutung und registrieren entsprechend auch nicht, was wir tun sollten.

Tierversuche haben gezeigt, daß wir offensichtlich auf körperlicher Ebene die Bedeutung von Schmerzreizen ebenso erlernen müssen wie die Übersetzung bzw. Umsetzung von Vokabeln einer Fremdsprache. Man hat junge Hunde so aufwachsen lassen, daß sie in den ersten Monaten nach der Geburt so gut wie nie die Chance hatten, sich zu verletzen. Später beobachtete man dann die Reaktionen dieser Tiere auf Schmerzreize. Wenn man den jungen Hunden beispielsweise eine brennende Kerze vorsetzte, schnupperten sie mehrmals hintereinander an der Flamme, wobei sie sich jedesmal wieder aufs neue verbrannten. Sie kamen gar nicht auf die »Idee«, aufzujaulen, zurückzuzucken und fortan um die brennende Kerze ängstlich einen großen Bogen zu machen. Junge Hunde aus Vergleichsgruppen, die ganz normal aufgewachsen waren, reagierten in der gleichen Situation erwartungsgemäß völlig anders.

Es ist immer problematisch, Ergebnisse aus Tierversuchen auf

Menschen zu übertragen. Als meine Tochter Baby war, haben wir bei ihr und anderen Kindern gleichen Alters oft Beobachtungen gemacht, die an Ergebnisse aus den Tierversuchen erinnerten. Babies »donnern« oft mit dem Kopf scheinbar willentlich gegen einen harten Gegenstand. Als ich meine Tochter einmal dabei erlebte, rief ich erschrocken: »Das tut doch weh, das macht doch Aua!« — wie man eben so mit Babies redet. Daraufhin lächelte sie mich an, weil sie sich über die Zuwendung freute, und wiederholte das Kopfschlagen. Mir war aber nicht nach Zurücklächeln zumute, sondern ich machte ein um so entsetzteres Gesicht und wiederholte mit erhobener Stimme: »Nicht, das tut weh!« Daraufhin verzog sich ihr Gesicht zu einem Weinen. Ich bin mir sicher, daß sie in diesem Moment nicht auf den Schmerz, sondern auf mein Verhalten reagierte. Auf diese Art und Weise werden Kommunikationsereignisse zwischen Eltern und Kindern höchstwahrscheinlich zu einem Lernschritt in Richtung auf eine angemessene, die körperliche Gesundheit erhaltende Schmerzreaktion. Das nächste Mal reagiert das Kind von ganz allein erschrocken auf ähnliche heftige Kopfberührungen. Später läuft dann bei jedem Schmerzreiz das Reaktionsprogramm ganz automatisch ab.

Nun überlegen Sie einmal, wie schwierig es ist, von heute auf morgen nicht mehr Fahrrad fahren zu können. Eine Sache, die uns in Fleisch und Blut übergegangen ist, kann meist nicht so einfach wieder rückgängig gemacht werden. Wenn wir also unser Unbewußtes dazu »überreden« möchten, für eine bestimmte Stelle im Körper das Schmerzprogramm einzustellen, müssen wir auf eine ganz bestimmte Art mit dieser Instanz in uns kommunizieren lernen. Wenn diese Kommunikation gelingt, kann unser Unbewußtes die erwünschte Schmerzlinderung oder -ausschaltung genauso automatisch steuern wie den Atem oder den aufrechten Gang.

In diesem Kapitel möchte ich Ihnen ein Konzept vorstellen, das unserer Erfahrung nach sehr gut dafür geeignet ist, eine kooperative Zusammenarbeit mit dem Unbewußten zu gestalten. Es handelt sich hierbei ausdrücklich nicht um »positives«, sondern um »konstruktives« Denken. Sie können für sich herausfinden, unter welchen Umständen Ihr Unbewußtes bereit wäre, das sorgfältig für den Körperschutz erarbeitete stabile Schmerzprogramm im Sinne Ihrer bewußten Wünsche zu ändern und den »Fakir« in Ihnen zu unterstützen.

Außerdem können Sie den tieferen Sinn der psychischen Faktoren, die Ihren Schmerz mit unterhalten, verstehen lernen: Was steckt hinter der unbewußten Anspannung, hat der Schmerz in Ihrer Körper-Seele-Ökologie auch eine Bedeutung? Wir benutzen in diesem Zusammenhang ganz gezielt das Wort »Ökologie«, welches Ihnen sicher eher aus dem Umweltdenken vertraut ist. Auch die Natur bringt Ereignisse wie Regen und schlechtes Wetter hervor, die wir oft auf den ersten Blick ablehnen und uns wegwünschen. Erst bei tieferem, konstruktivem Nachdenken akzeptieren wir den Sinn des Regens für das Wohl der gesamten Natur. In heißen Ländern wird der Sonnenschein von den Menschen als schädlich und der Regen als Segen erlebt.

Es gibt viele Arten von Schmerzen, die eine Bedeutung für die Seelen-Ökologie eines Menschen haben können! Migräne, Rückenschmerzen, Spannungskopfschmerzen, bestimmte Formen von Gesichts- und Bauchschmerzen usw. Aber auch ursprünglich rein organisch bedingte Schmerzen, wie beispielsweise Schmerzen als Unfallfolge, können nach vielen Jahren zu einem psychischen Faktor im Seelenhaushalt werden. Wenn ein Wagenreifen plötzlich auf eine Wiese geworfen wird, ist er für die Wiesen-Ökologie zunächst auch fremd. Aber schon nach einem Jahr kann er ganz ohne Schaden nicht mehr entfernt werden: Vielleicht dient er einem Tier als Höhle und einer Kletterpflanze als Halt. Die Natur hat den ursprünglichen Fremdkörper ökologisch genutzt.

Solange Ihr Schmerz in Ihrem Seelenhaushalt eine ökologische Bedeutung hat, richtet sich die Kraft des Unbewußten eher gegen eine Veränderung. Finden wir jedoch eine Lösung dafür, wie unsere innere Ökologie auch ohne den Schmerz heil bleiben kann, wird das Unbewußte mit all seiner positiven Kraft zu unserem Verbündeten.

Die Art der Umgangsform mit dem Unbewußten, welche ich in diesem Kapitel vermittele, kann für die Verarbeitung jeder Schmerzart, egal ob primär organisch oder seelisch bedingt, einen erleichternden Effekt haben.

III/1
Die Teile der Persönlichkeit

Wenn wir uns eine Vorstellung von so geheimnisvollen Phänomenen wie dem Unbewußten oder der menschlichen Seele
machen wollen, sind wir auf ein »Als-ob-Denken« angewiesen.
Wir müssen uns ein Erklärungsmodell der seelischen Vorgänge
erdenken, um dann mit dessen Hilfe seelische Themen bearbeiten zu können. Vertreter verschiedenster Geisteswissen-
schaften haben sich im Laufe der Jahrhunderte schon Seelen-
modelle ausgedacht. Auch unterschiedliche psychotherapeutische Schulen basieren stets auf eigenen Erklärungsmodellen.
So nahm Sigmund Freud, der Begründer der Psychoanalyse,
an, daß die Seele maßgeblich aus den drei Instanzen »Es«,
»Ich« und »Über-Ich« zusammengesetzt sei. So ein Modell
kann in seiner Güte nur am Ausmaß der therapeutischen
Ergebnisse beurteilt werden, die es hervorbringt.

In meinem Buch *Easy Weight* habe ich unser gängiges Che-
miemodell mit den Seelenmodellen verglichen. Auch in diesem
Naturwissenschaftszweig ging man jahrzehntelang von einem
Gedankenmodell aus, von dem man gar nicht wußte, ob es
stimmt. Man nahm in den Kernen der verschiedenen Elemente
kleinste, unsichtbare Teilchen an, die man bis heute in ihrer
Existenz noch nicht nachgewiesen hat. Aber an jeder Plastik-
tüte erleben wir die Brauchbarkeit des Chemiemodells.

Wenn ich also jetzt das Seelenmodell der Persönlichkeitsteile
erkläre, bitte ich Sie, mich bei der Arbeit mit dem Schmerz in
diesem Denken zu begleiten, »als ob« es sich um Tatsachen

handelte. Das Persönlichkeitsmodell, mit dem beim Neurolinguistischen Programmieren gearbeitet wird, stammt in seiner Grundidee von der bekannten, inzwischen verstorbenen Familientherapeutin Virginia Satir. Es handelt sich um ein sogenanntes systematisches Denkmodell, wie ich es zuvor durch die Einführung des Begriffs der »Seelen-Ökologie« schon angedeutet habe. Ein System besteht aus vielen Einzelelementen, die durch die Art und Weise, wie sie miteinander in Zusammenhang stehen, ein wohlkoordiniertes Ganzes ergeben.

Wir gehen bei unserer Arbeit davon aus, daß die Persönlichkeit eines jeden Menschen aus vielen Teilen besteht. So hat ein Mensch in unserer Alltagssprache »viele Gesichter«, man kennt die »zwei Seelen in einer Brust«. Wenn man mit sich selbst im Unfrieden lebt, gehören dazu bildlich vorgestellt auch mindestens zwei Leute, genauso wie bei »innerem Aufruhr«. Es gibt Menschen, die sind sich mit sich selbst nicht einig. Sicher haben Sie sich schon oft selbst gefragt, warum Sie sich gestern so oder so benommen haben. »Ich verstehe mich selber nicht«, wundert man sich dann wie über einen fremden Menschen.

Stellen Sie sich einmal ein Puppenhaus oder das Modellhaus eines Architekten vor. Ein Teil des Daches oder der Wand fehlt, so daß Sie Einblick in bestimmte Räume haben. Stellen Sie sich vor, daß in jedem dieser Räume einer Ihrer Persönlichkeitsteile zu sehen ist. Sie sehen den Ehefrau- oder Ehemannteil, den Elternteil, sich selbst als Kind, Bruder oder Schwester von jemandem und im Beruf. Schon bei dieser Sichtweise können die vorgestellten Persönlichkeitsteile ganz unterschiedlich in Benehmen, Auftreten und Denkweise sein. Weiterhin kann man sich die eigenen Teile nicht nur wie Rollen, sondern auch verschiedenen Eigenschaften entsprechend vorstellen: Da sehe ich meinen faulen, woanders meinen fleißigen Teil, da hinten »wohnt« ein lustiger, alberner Teil und vielleicht gleich daneben ein ganz trauriger. Denkt man so über seine verschiedenen Teile nach, kommt eine erstaunliche Menge zusammen.

Nun fehlt in dem in der Phantasie vorgestellten Modellhaus jedoch nur ein Teil von Dach bzw. Wand. Es gibt also noch

Räume, die ich von meinem Standort aus nicht sehen kann, in denen aber auch Teile von mir wohnen. Hierbei handelt es sich um den Aufenthaltsbereich der unbewußten Persönlichkeitsteile. Ich kann diese Teile nicht so wie meine bewußten Teile beeinflussen. Wenn es mir vom Bewußtsein her sinnvoll erscheint, kann ich mich dazu entscheiden, mir z.B. eine Busfahrkarte zu kaufen. Es ist mir aber nicht möglich, nach dem gleichen Entscheidungsprinzip meine Migräne oder die chronische Anspannung meiner Kaumuskulatur zu stoppen.

Wenn Menschen zu einem Psychotherapeuten gehen, beschweren sie sich immer über diese Teile, die unter dem gemeinsamen Dach wohnen; denn diese lassen sie unbewußt und automatisch rauchen, trinken, essen, Schmerzen haben, verspannt, erfolglos oder unkonzentriert sein. Der Therapeut bekommt dann den Auftrag, die scheinbar gegnerisch gestimmten Persönlichkeitsteile zur Raison zu bringen. Diese ungeliebten Teile sind unmittelbar benachbart mit den unbewußten Teilen, die zuverlässig und automatisch für den aufrechten Gang und beispielsweise die Atmung sorgen.

Unabhängig davon, ob die Teile unter dem Dach wohnen oder nicht, sie alle müssen nun miteinander in ihrem Persönlichkeitshaus zurechtkommen, was unterschiedlich gut oder schlecht gelingt. Da kommen vielleicht viele Teile sehr gut miteinander aus, sind vielleicht sogar ein Team. Andere wiederum stehen sich gegenseitig im Wege, wo sie nur können. Und Sie selbst haben vom Bewußtsein her auch ganz unterschiedliche Einstellungen Ihren Teilen gegenüber: Auf einige sind Sie ganz stolz, andere Teile würden Sie liebend gerne loswerden. Denken wir einmal an den Persönlichkeitsteil, der beispielsweise für Ihre Migräne oder die ständigen Herzschmerzen zuständig ist. Sicherlich hegen Sie ihm gegenüber nicht gerade freundliche Gefühle. Und doch ist gerade dieser Teil für Sie im Schmerz der wichtigste Ansprechpartner, denn er muß davon überzeugt werden, daß es sinnvoll und angebracht ist, sein Schmerzprogramm zu ändern. Sie müssen also zu diesem Teil einen Kontakt aufnehmen.

III/2
Der Kontakt zum Schmerzteil

Bei diesem Übungsschritt gibt es verschiedene Möglichkeiten. Vielleicht wissen Sie überhaupt nicht, wie Ihre Schmerzen zustande kommen, dann können Sie versuchsweise direkt mit einem innerlich vorgestellten Schmerzteil arbeiten. Höchstwahrscheinlich aber kennen Sie eine genaue Diagnose, wie Migräne oder Angina pectoris. In diesem Fall arbeiten Sie mit dem Teil der Persönlichkeit, der diese Schmerzen begünstigt und verstärkt. Vielleicht wirkt auch eine unbewußte Verspannung bei Ihnen schmerzauslösend oder -verstärkend. In diesem Fall ist der Anspannungsteil Ihr »Ansprechpartner«. Ich rede dennoch hierbei im Text vom »Schmerzteil«, da auch die An- oder Verspannung Schmerzen erzeugt.

Schmerz ist immer ein körperlich-seelisches Ereignis. Selbst wenn Ihr Schmerz sich größtenteils durch organische Ursachen erklären läßt, wird er im subjektiven Erleben auch seelisch mitgestaltet. Überlegen Sie, zu welchem prozentualen Anteil Ihr Schmerzerleben seelisch mitbewirkt wird. Selbst wenn Sie nur 20 Prozent für möglich halten, lohnt es sich immer noch, den seelischen Bereich mitzubehandeln. Immerhin wäre dann im günstigsten Fall eine Schmerzlinderung in diesem Ausmaß als Chance durchaus vorstellbar.

Höchstwahrscheinlich können Sie für sich bestätigen, daß Ihr Schmerzteil bisher alle Eigenschaften eines klassischen, unbewußten Teils gezeigt hat.

1. Ihr Schmerzteil ist in der Regel *mächtiger* als Sie. Sie können ihn nicht an- oder abschalten, wie Sie es sich sicher oft wünschen.
2. Ihr Schmerzteil erweist sich als *zuverlässiger* als Sie. Selbst wenn Sie seit langer Zeit wissen, daß Entspannung für Sie wichtig wäre, können Sie sich darauf einstellen, daß die Verspannung zuverlässig immer wieder auftritt. Überhaupt können Sie sich auf die Anwesenheit Ihres Schmerzteils verlassen.
3. Der Schmerzteil ist auch *klüger* als Sie . . . und vielleicht auch als all die Behandler, die Sie bisher konsultiert haben. Vielen Patienten gefällt der Ausdruck »geschickt« oder »clever« an dieser Stelle besser. Mit »klüger« ist ganz einfach gemeint, daß der Schmerzteil meistens den besseren Plan hat, selbst wenn Sie oder Ihr Arzt sich etwas ganz Kluges zu seiner Bekämpfung ausgedacht haben.

   Machen Sie sich einmal die eben aufgezählten Eigenschaften bewußt: Es gibt also einen Teil in Ihrer Persönlichkeit, der sehr mächtig, zuverlässig und klug ist. Wäre es da − rein theoretisch − nicht sehr positiv, diesen Teil als Verbündeten, als inneren Freund oder Freundin anstatt als Gegner zu erleben? Um sich das besser vorstellen zu können, erwähne ich hier auch gleich die nächste wichtige Eigenschaft des Schmerzteils:
4. Haben Sie schon einmal darüber nachgedacht, daß Ihr Schmerzteil sogar eine *gute Absicht* hat, wenn er Ihnen Beschwerden zufügt?

Gerade bei sehr schlimmen Schmerzen wie der Migräne, die Sie vielleicht manchmal zwei oder sogar drei Tage lang »außer Gefecht« setzt, ist das zunächst sehr schwer vorstellbar. »Jetzt soll ich diesen Quälkram auch noch gut finden?« fragte mich neulich eine Patientin ungläubig und leicht genervt bei dieser Information. Es geht nicht darum, die Schmerzen gut zu finden, sondern um die Erkenntnis, daß eine gute Absicht in vielen Fällen mit einer Methode verwirklicht wird, die sehr

schmerzhaft sein kann. Oft muß der Lebensretter einen Ertrinkenden im Wasser erst regelrecht k.o. schlagen, bevor er ihn
ans rettende Ufer transportieren kann. Die Frage, ob man es
gut oder schlecht findet, wenn ein Mensch jemand anderen
k.o. schlägt, erübrigt sich bei dieser Geschichte. Auch Schmerz
ist nicht an sich gut oder schlecht. Ich kann Sie auch nicht
fragen, was Sie grundsätzlich von einem Messer halten, ohne
Sie über die entsprechende Funktion des Messers zu informie-
ren. Wird mit dem Messer gemordet, ist das sehr schlecht,
rettet andererseits ein Chirurg mit dem Einsatz eines Messers
ein Menschenlebeben, so ist ein Messer eine gute Sache.

Sehr oft ist eine gute Absicht auf Anhieb nicht durchschau-
bar. Stellen Sie sich vor, beim Einkaufsbummel durch die Stadt
brüllt ein fremder Mann Sie mit verzerrtem Gesichtsausdruck
auf offener Straße an. Zunächst erschrecken Sie, dann macht
sich in Ihnen Empörung breit. Auf einmal richtet sich Ihr Blick
zu Boden — direkt auf das gähnend tiefe Loch eines geöffneten
Kanalgullys. Für den Mann war das Anbrüllen die einzige
Möglichkeit, Sie noch rechtzeitig zum Stehenbleiben zu
bringen.

Vor einiger Zeit überquerte ich mit meiner Tochter eine
Straße. Sie trödelte einen bis zwei Meter hinter mir her. Plötzlich hörte ich das Motorengeräusch eines schnell heranbrau-
senden Autos. Ich riß sie so heftig von der Straße, daß sie sich
noch lange den schmerzenden Arm reiben mußte. Um sie zu
retten, mußte ich es in Kauf nehmen, ihr Schmerzen zuzufügen.

Wir haben die Erfahrung gemacht, daß unsere Patienten sehr
effektive Veränderungen erreichen können, wenn wir annehm-
men, daß der Schmerzteil eine positive Absicht verfolgt. Da im
Systemmodell das Wohlergehen jedes einzelnen von dem der
anderen abhängt, macht es auch Sinn, daß jeder Persönlichkeitsteil eine gute Absicht für das Gesamtsystem verfolgt. Wer
sägt schon an dem Ast, auf dem er selbst sitzt?

Nun sind die unbewußten Persönlichkeitsteile sehr hartnäk-
kig, wenn es ihnen um ihre gute Absicht geht. Auf ihrer

Methode bestehen sie jedoch nicht. Dem Lebensretter macht es sicher keinen Spaß, den Ertrinkenden k.o. schlagen zu müssen. Sicher wäre er sogar sehr froh, wenn er auch auf andere Weise genauso sicher retten könnte. Ich würde immer wieder darauf bestehen, meine Tochter zu beschützen. Dabei jedoch würde ich natürlich, wenn es nur ginge, Schutzmöglichkeiten bevorzugen, die ihr nicht weh tun. Ich selbst habe mich damals dazu entschlossen, mit ihr auf kindgerechte Weise noch viel intensiver über Sicherheit im Straßenverkehr zu sprechen. So konnten wir bis heute vergleichbar dramatische Szenen vermeiden.

Bevor sich nun Ihr Schmerzteil zu sanfteren, aber genauso effektiven Methoden entschließen kann, sollten Sie eine Idee von seiner guten Absicht bekommen. Dazu ist es erforderlich, daß Sie innerlich zu ihm Kontakt aufnehmen. Natürlich können Sie sich nicht mit ihm wie mit Ihrer Nachbarin unterhalten. Genügend Zeit und Ruhe reichen aber immer aus, um innerlich ins Gespräch zu kommen. Sie müssen dazu Ihre Gedanken nach innen richten, so wie Sie das beim Träumen oder Nachdenken machen. Dann sprechen Sie Ihren Teil innerlich an: »Ich wünsche mir sehr eine gute Zusammenarbeit mit dir. Sicher möchtest du irgend etwas Wichtiges für mich tun, wenn du mich Schmerzen haben läßt. Ich will dich nicht (mehr) bekämpfen oder amputieren, sondern zusammen mit dir nach neuen Wegen suchen.« Selbst, wenn Sie die Ansprache nur innerlich machen, achten Sie bitte auf den Tonfall, den Sie Ihrem Schmerzteil gegenüber benutzen. Reden Sie ihn so an, wie Sie auch am liebsten angesprochen werden möchten, wenn Sie jemand um ein Entgegenkommen oder eine Zusammenarbeit bittet. Es geht bei diesem ersten Schritt nur um die Kontaktaufnahme, um ein erstes »Guten Tag«-Sagen.

ZUSAMMENFASSUNG:
Der Kontakt zum Schmerzteil

1. Sie setzen oder legen sich bequem hin.
2. Sie denken noch einmal an die vier Eigenschaften des unbewußt arbeitenden Schmerzteils: Er ist mächtiger, zuverlässiger und klüger als Ihr Bewußtsein. Er hat eine gute Absicht für Ihre Gesamtpersönlichkeit.
3. Sie sprechen den Teil innerlich in einem freundlichen Ton an und bitten um eine Zusammenarbeit. Machen Sie deutlich, daß Sie keinen Kampf, sondern eine Annäherung und eine Zusammenarbeit wünschen.
4. Lassen Sie Ihre Gedanken fließen. Lassen Sie sich davon überraschen, ob Sie eher Bilder, Worte, Ideen oder Körperempfindungen wahrnehmen. All dies können schon Zeichen im Sinne eines ersten »Guten Tag« sein.
5. Selbst wenn Sie noch unsicher im Kontakt sind, bedanken Sie sich innerlich für die erste Annäherung, das ist sehr wichtig.

Wichtiger Tip

Es geht beim Bedanken nicht darum, dem Teil übertrieben »Honig um den Bart zu schmieren.« Vielmehr ist ein Dankeschön aus Fairneß heraus gemeint, so wie Sie es auch sonst tun würden, wenn Ihnen jemand entgegenkommt oder einen Gefallen tut. Bedenken Sie dabei, daß Sie ja eigentlich selbst der Teil sind. Es werden selten Beziehungen so schlecht gepflegt wie die zu sich selbst. Da können Menschen nach außen hin aufmerksam und höflich sein – die eigenen Leistungen werden meist, wenn überhaupt, kommentar- und lieblos registriert. Das Erlernen des inneren bewußten »Danke«-Sagens kann der erste Schritt zu einer guten Beziehung zu sich selbst werden.

III/3
Die gute Absicht

Neulich arbeitete ich mit einer Rückenschmerzpatientin an der Übung *Mein Gesundheitsziel*. Zuvor hatte sie mich mit ihrer Lebensgeschichte, ihrem beruflichen Werdegang und den verschiedenen Stationen ihrer Schmerzkrankheit vertraut gemacht. Alles in allem erinnerte sie mich sehr an den Patienten aus dem Abschnitt I/1 *Wenn der Schmerz zur Krankheit wird*. Auch ihr Leben war von Kindheit an von viel Arbeit geprägt gewesen. Es war wirklich unbeschreiblich, was ihr zugemutet worden war und was sie sich dann selbst jahre- und jahrzehntelang zugemutet hatte. Als wir den Gesundheitsfilm »drehten«, stellte sich heraus, daß sie bei ersten Anzeichen von Schmerzfreiheit sofort wieder »ranklotzen« würde. Nur der Schmerz hielt sie davon ab, genau das Leben weiterzuführen, welches sie von früher her gewohnt war.

Bei unserer Arbeit fanden wir heraus, daß ihr Schmerzteil sie vor der ständigen Überbelastung beschützen wollte, weshalb wir ihn dann auch den »inneren Beschützer« nannten. Wenn Sie mein Buch *Easy Weight* gelesen haben, erinnern Sie sich vielleicht daran, daß für das Zuviel-Essen und das Dicksein individuell sehr unterschiedliche Persönlichkeitsteile zuständig sein können. Bei den Schmerzteilen handelt es sich überhäufig um »innere Beschützer«. Fast immer muten sich unsere Patienten seelische und körperliche Belastungen zu, die eigentlich viel zuviel für sie sind. Das kann die Arbeit sein, ein unruhiges Familienleben, Unzufriedenheit in der Partnerschaft oder unfreiwillige Einsamkeit. Natürlich bedeutet das nicht, daß alle Menschen, die Streß bei der Arbeit und Streit mit dem Partner haben, Schmerzen bekommen müssen.

Unser Unbewußtes übernimmt stets die Verantwortung für die Dinge, die wir nicht oder noch nicht selbst zu regeln in der Lage sind. Mit Hilfe unterschiedlichster Schmerzen handelt unser Unbewußtes oft wie Mutter oder Vater, die ihr »überdrehtes« Kind abends um elf Uhr mit Gewalt ins Bett stecken. Die Eltern müssen hier handeln, weil das Kind selbst noch nicht für sich und sein »Ruhetanken« sorgen kann. Mein eigener Vater hat früher sehr viel und sehr hart gearbeitet. Ich erinnere mich aber, daß er stets ganz konsequent und eigenverantwortlich auf sein tägliches »halbes Stündchen« Schlaf bestanden hat – sei es abends unmittelbar nach der Arbeit oder nachmittags am Wochenende. Danach war er wieder »einsatzfähig« und für jeden ansprechbar. Menschen wie er mit einer solchen bewußten Selbstorganisation haben selten mit dem Schmerz als Beschützer zu tun.

Ich selbst weiß meistens auch sehr gut, wann ich mir zuviel zumute. So muß ich auch beim Schreiben dieses Buches die eine oder andere Nachtschicht einlegen. In diesem Fall spreche ich meinen »inneren Beschützer« innerlich an: »Ich weiß, daß ich mir sehr viel zumute. Das muß jetzt aber sein. Ich verspreche dir hoch und heilig, es mir an den Wochenenden nach der Manuskriptabgabe gut gehen zu lassen, auszuruhen und zu faulenzen.« Mein innerer Beschützer weiß, daß ich solche Versprechen einhalte, und verschont mich zuverlässig mit den früher üblichen Spannungskopfschmerzen.

Viele Menschen trauen sich nicht, anderen gegenüber ihre Grenzen klar zu vertreten. Sie haben Angst vor Zurückweisung und vor negativen Konsequenzen. Auch in diesem Fall muß der »Beschützer« dann wohl oder übel mit seiner »Holzhammermethode« eingreifen. Die meisten unserer Migränepatienten kämen an einem gesunden Tag im Traum nicht von allein auf die Idee, sich für eine halbe Stunde auszuruhen oder einen Termin abzusagen, der ihnen zuviel ist. Im Gegenteil, sie legen sogar noch ein paar »Umdrehungen« zu, weil sie sich ja gerade so leistungsfähig fühlen.

Wenn uns unser Unbewußtes Energie und Gesundheit zur Verfügung stellt, möchte es anscheinend, daß wir diese Güter wie Kostbarkeiten einsetzen. Wenn Sie einem guten Freund eine größere Summe Geld überlassen, sind Sie auch enttäuscht, wenn er alles in einer Nacht verspielt. Legt er es jedoch gut an oder baut sich ein florierendes Geschäft damit auf, macht Ihnen das als Geldgeber Freude. Sie sind davon überzeugt, daß es richtig war, ihn zu unterstützen, und würden das auch in Zukunft wieder machen. Oder wie wäre Ihnen als Geldgeber zumute, wenn sie eine Freundin, weil Sie sie so gerne mögen, mit einer größeren Summe unterstützten und sie gäbe das Geld sofort an einen Ihnen fremden Menschen weiter? Viele unserer Patienten »verpulvern« ihre Energie und Gesundheit in andere Menschen und merken gar nicht, daß diese Kostbarkeiten eigentlich für sie selbst bestimmt sind.

Schmerzen zeigen uns nicht nur körperliche Gefahren an, sondern deuten auch auf seelische Beeinträchtigungen hin, die wir vom Bewußtsein her nicht registrieren können oder wollen. So will ein Schmerzteil oft Ruhe und Schutz geben und in vielen Fällen auch unsere innere Harmonie (wieder) herstellen. Sollte Ihr Schmerzteil eigentlich Ihre »innere Harmonie« wollen, kann er erfahrungsgemäß sehr unharmonisch und hartnäckig rumoren, bis das Ziel erreicht ist. So ist oft ein klärendes Gespräch mit Partner, Familie, Kollegen oder Chef nötig, bis der »Harmonieteil« zufrieden ist und Ruhe gibt. Oft hört eine Migräne sofort nach der Trennung vom Partner oder nach einem Stellungswechsel auf.

So weit sollten Sie bei diesem Übungsschritt aber noch nicht gehen. Sie können die gute Absicht erst einmal in Ruhe würdigen und sich mit weiterführenden Gedanken Zeit lassen. Viele Patienten sagen sofort, nachdem sie die gute Absicht erahnt oder erkannt haben: »So, und was mache ich jetzt?« Das wichtigste in diesem Moment der Erkenntnis ist die Anerkennung und Rehabilitierung des »Schmerzteils«, den man eine

Woche zuvor vielleicht sogar noch ausrotten wollte. Es gibt also einen Teil in Ihrer Persönlichkeit, der sich verantwortlich für Ihre Ruhe, Ihren Schutz, die innere Harmonie fühlt. Oder der Ihnen zeigen will, daß Sie viel zuwenig Lebensfreude genießen und nicht genügend persönliche Freiheit haben. Der Teil nimmt seine Aufgabe, wie seine Hartnäckigkeit über die Jahre dokumentiert, äußerst ernst, er hat immer zu Ihnen gehalten. An dieser Stelle ist erst einmal die innere Versöhnung wichtig. Taufen Sie den Schmerzteil um. Geben Sie ihm einen Namen, der seine gute Absicht würdigt, wie z.B. »Beschützer« oder »Freiheitsteil«.

Erkennen und Verändern können zeitlich durchaus weit auseinander liegen. Für Ihren »Beschützer« ist es schon eine große Erleichterung, wenn er nicht mehr der einzige ist, der einen Mißstand in Ihrem Leben registriert. So baute sich bei einer Patientin die Migräne allein schon dadurch ab, daß sie ihrem zuständigen Teil gegenüber zugab: »Du hast recht, wenn du mich darauf aufmerksam machst, daß mir die Beziehung zu meinem Mann, so wie sie in den letzten Jahren war, nicht guttut. Ich werde in der nächsten Zeit an einer Lösung arbeiten.« In ihrem Fall war der Migräneteil für ihre Ehre und Anerkennung zuständig. Ihr Mann schlug ihr gegenüber im Alltag einen ganz unmöglichen Umgangston an. Sie hatte stets vor sich selbst ignoriert, daß sie daran empfindlich litt, und verteidigte ihren Mann sogar mit Entschuldigungen wie: »Er meint es doch gar nicht so« und »So ist er nun einmal«. Ihr Ehreteil akzeptierte allerdings überhaupt nicht, daß man sich schadlos an eine solche Behandlung gewöhnen kann.

Aber auch in diesem Fall bestand der Ehreteil nicht darauf, daß sie nach der Sitzung gleich zum Anwalt gehen und die Scheidung einreichen sollte. Wichtig war nur die Anerkennung und auch die »Anhörung« seiner guten Absicht gegenüber dem zuvor üblichen Ignorieren. Und wer angehört wird, braucht nicht mehr »schmerzlich« laut zu schreien, um seine Nachricht loszuwerden. Natürlich nahm die Frau den

160

Teil ernst und entschloß sich auch zu einer Veränderung. Mit Hilfe einer Paartherapie konnten die Eheleute ihre Beziehung schließlich retten, was natürlich seine Zeit brauchte.

ZUSAMMENFASSUNG:
Die gute Absicht

1. Sie nehmen sich, wie immer, Zeit und Ruhe und setzen oder legen sich bequem hin.
2. Sie gehen durch eine innerliche Ansprache wieder in Kontakt zu Ihrem Schmerzteil.
3. Sie sprechen ihn innerlich an: Bitte, schicke mir Ideen, Gedanken oder Empfindungen, die mit deiner guten Absicht, die du für mich verfolgst, zusammenhängen.
4. Sie geben sich Ihren inneren Wahrnehmungen hin. Sie können ihnen auch durch bewußtes Nachdenken einen Rahmen geben, indem Sie an die verschiedenen Bereiche Ihres Lebens und Ihres Alltags denken.
5. Egal, ob Sie neue Erkenntnisse erhalten oder alte bestätigt werden: Geben Sie dem Teil einen neuen Namen, der seine gute Absicht würdigt.
6. Würdigen Sie Ihren Persönlichkeitsteil, versuchen Sie, seine Motive zu verstehen, und verweilen Sie bei einem innerlichen Versöhnungsgespräch. Beenden Sie den Kontakt mit einem Dank- und Abschiedsritual.

Wichtige Tips

Dieser Prozeß kann sich gerne über einen längeren Zeitraum, vielleicht sogar mehrere Tage, hinziehen. Sie können auch während des normalen Tagesablaufs mit diesem Gedankensatz »schwanger« gehen. Wir sprechen in einem solchen Fall von »unbewußten Schleifen«. Eine Idee wird »gesät« und arbeitet in uns ohne unser bewußtes Zutun weiter. Sicher haben Sie schon erlebt, daß Ihnen zwei Tage nach dem Nachdenken über eine Aufgabe plötzlich die Lösung einfiel. Ebenso kann es Ihnen mit diesen Inhalten ergehen.

Bedenken Sie noch einmal: Erkennen und Verändern sind, zeitlich gesehen, ganz verschiedene Dinge.

Ich nenne Ihnen noch einmal als Anregung eine Liste mit möglichen Namen, die Sie Ihrem Schmerzteil gemäß seiner guten Absicht geben können: Beschützer, Ruheteil, Lebensfreude- oder Freiheitsteil, Ehreteil, Harmonieteil. Vielleicht finden Sie auch etwas ganz Persönliches.

III/4
Persönlichkeitsteile, die sich gegenseitig im Wege stehen

Im Kapitel zuvor habe ich Sie darin gebremst, sich sofort Veränderungsschritte nach dem Erkennen der guten Absicht Ihres Schmerzteils zu überlegen. Das hatte auch einen guten Grund. Nehmen wir einmal an, der Teil ist Ihr Beschützer oder Lebensfreudeteil. Er meint, daß Sie viel zuviel arbeiten, zuwenig an Ihr eigenes Wohl denken, sich nicht richtig ausleben. Selbst wenn er recht hat, ist er nicht der einzige Persönlichkeitsteil, der Ihr Leben bestimmt und für Sie auf wichtige Dinge aufpaßt. Bedenken Sie, was passierte, wenn Sie gleich morgen kündigten, sich scheiden ließen, Ihrem Nachbarn endlich einmal ordentlich die Meinung sagten und dann auswanderten. Dann wären natürlich eine Reihe von anderen Persönlichkeitsteilen, an die wir jetzt noch gar nicht gedacht haben, sehr gestört. Nicht umsonst leben Sie in einer Partnerschaft, haben Freunde und Familie und sichern sich auf Ihre Art und Weise Ihren Lebensunterhalt.

Persönlichkeitsteile, die für Qualitäten wie Ehre, Lebensfreude, Ruhe und Harmonie einstehen, sind für die Lebensgestaltung zuständig. Sie fühlen sich dafür verantwortlich, daß Ihr Leben so schön, erfüllt und angenehm verläuft, daß es sich zu leben lohnt. Andere Teile wiederum sind für das Überleben an sich zuständig: Sie repräsentieren für uns in erster Linie körperliche Existenz und Sicherheit. So achtet ein Sicherheitsteil in Notsituationen nicht speziell darauf, daß wir besonders ehre- oder schonungsvoll behandelt werden, sondern orientiert sich mehr am Überlebenswert einer Situation, wie etwa dem Beruf.

Wenn sich beispielsweise ihr Lebensfreudeteil bis heute nicht hat durchsetzen können und nur durch Gebrüll und Poltern (gleich Schmerz) ein bißchen seinem Ziel näher zu kommen versuchte, liegt es mit Gewißheit daran, daß Sie auch einen ausgeprägten Sicherheitsteil haben, der jedes Sicherheitsrisiko, wie vielleicht eine Kündigung, schon im Keim bekämpft. Oft sind auch gerade diese Sicherheitsteile für unbewußte Anspannungsprogramme zuständig, mit denen sie uns zum Durch- und Aushalten befähigen wollen.

Von außen her betrachtet, passen doch eigentlich ein Lebensfreude- und ein Sicherheitsteil sehr gut zusammen. Der Sicherheitsteil kann, rein theoretisch, dem Lebensfreudeteil eine breite Basis für die Entfaltung der schönen Seiten des Lebens organisieren. Bei unseren Schmerzpatienten vertragen sich diese Teile aber selten sehr gut. Gerade Rücken- und Kopfschmerzen sind oft ein körperlicher Ausdruck des Konflikts, den diese beiden Teile innerhalb einer Person austragen.

Ich möchte das Beispiel mit dem Sicherheits- und dem Lebensfreudeteil einmal exemplarisch für einen solchen inneren Teilekonflikt weiterentwickeln. Man kann sich die beiden wie zwei richtige Personen mit unterschiedlichen Meinungen vorstellen, also die berühmten »zwei Seelen in einer Brust«. Sie kennen es vom Film oder Theater her, daß ein Schauspieler manchmal nicht eine vollständige Person als Rolle verkörpert, sondern nur einen Aspekt, also einen Teil eines Menschen: die Freude, das schlechte Gewissen, die Liebe, den Tod. Die Serie *Dallas* ist beispielsweise auch ein pompöses Teilemodell, in der jede/r Darsteller/-in einen Persönlichkeitsteil in »Reinkultur« spielen muß.

In meinem Beispiel hat jeder der beiden Teile recht, wenn er oder sie (es gibt in uns weibliche, männliche und »neutrale« Persönlichkeitsteile) meint, die jeweilige gute Absicht sei besonders wichtig. Schade ist nur, daß die beiden nicht verstehen, daß sie im selben Boot sitzen und daß beide zu demselben

164

Menschen gehören. Sie selbst als Gesamtperson haben eher Schaden als Nutzen von dem innerlichen Kleinkrieg, was die beiden in ihrem Streit gar nicht erkennen. Dies wäre vergleichbar mit dem Treffen zweier Fachärzte am Bette eines Patienten, wobei jeder eine andere Behandlungsmethode als die einzig richtige vertritt. Anstatt sich um den Patienten zu kümmern, streiten sich die beiden Behandler, wer die bessere Therapie-Idee hat. Plötzlich sehen sie erschrocken in letzter Sekunde, daß der Patient fast stirbt. Jetzt packen sie natürlich gemeinsam an und helfen als Team.

Viele Schmerzpatienten werden von ihren verschiedenen Persönlichkeitsteilen ganz extrem und gegensätzlich aktiviert. Gerade im Krankheitsbild der Migräne drücken sich Extrempositionen oft deutlich aus: Entweder total bewegungsunfähig im Bett liegen oder ganz viel Aktivität auf einmal ausüben. Denken Sie sich einmal drei Autos, die gleichzeitig starten und gleichzeitig am Ziel ankommen. Der erste Wagen fährt zuerst Spitzentempo, macht dann nach einer Vollbremsung fünf Minuten Pause und wiederholt diesen Ablauf, bis er angekommen ist. Diese Aktivierung entspricht in der Grobstruktur dem Migränepatienten. Die beiden anderen Autos fahren mit scheinbar gleicher Geschwindigkeit. Das eine fährt aufgrund eines »normalen« Gasgebens, das Tempo des anderen kommt dadurch zustande, daß bei angezogener Handbremse gleichzeitig stark Gas gegeben wird. Dieses Beispiel kann für Patienten gelten, die auch Kleinigkeiten immer unter extremer körperlicher Anspannung leisten. Es ist doch verständlich, daß bei dem ersten und bei dem dritten Auto bei gleichen Ergebnissen ein weitaus größerer Verschleiß hingenommen werden muß als bei dem mittleren. So können Sie sich erklären, daß bei gleicher Tätigkeit der eine Mensch gesund bleibt und der andere Symptome bekommt. Schmerz ist oft also auch eine Frage des »inneren Strickmusters«.

Es ist üblich, daß den Schmerzpatienten ihr Lebensfreude- oder Ruheteil viel sympathischer ist als ihr Sicherheitsteil. Oft erkennen sie nicht, daß diese bevorzugten Teile sehr radikal wären, gäbe es den Sicherheitsteil nicht. Besonders unter jüngeren Patienten gilt ein Lebensfreudeteil als lieb und ein Sicherheitsteil als hinderlich und böse. Eine solch »ungerechte« Einstellung zu den eigenen Teilen schürt den inneren Konflikt und somit den Schmerz nur unnötig.

Sicherlich haben Sie beim Lesen schon erraten, worauf es jetzt ankommt. Es gilt, zwei innerliche Kontrahenten dazu zu bringen, als Team zusammenzuarbeiten. Oft ist das sehr einfach, da die Teile auch selbst – vielleicht schon durch diesen Text – plötzlich begreifen, wie groß der eigene Schaden im Konflikt ist. Nicht umsonst heißt es: »Wenn zwei sich streiten, freut sich der dritte.« Auch im Streit befindliche Persönlichkeitsteile erreichen nicht das, was sie eigentlich vorhaben. So fühlte sich noch kein Schmerzpatient von uns bei Therapiebeginn besonders sicher oder lebensfroh, selbst wenn diese Teile unter großem Einsatz in ihm arbeiteten.

Oft schon haben Sie auf einer einfacheren Ebene die Teamarbeit von zwei Teilen erlebt. Wenn Sie sich beim Gehen mit jemand anderem unterhalten, müssen sich Ihr »Aufrechter-Gang-Teil« und Ihr »Sprachteil« auf ein gemeinsames Atemprogramm hin einigen. Eine integrierte Zusammenarbeit zweier oder mehrerer Teile hat also auch einen direkten positiven Einfluß auf die Körperfunktionen und wirkt meiner Meinung nach auch schmerzvermeidend bzw. -vorbeugend.

Im Team, also im systemstützenden, integrierten Zusammenarbeiten, sitzen lauter Spezialisten zusammen. Jeder hat, genau wie die Persönlichkeitsteile, eine wichtige Aufgabe zu erfüllen. Der Teampartner wird dabei nicht als Gegenspieler, sondern in seiner Aufgabenerfüllung als Ergänzung und Erleichterung zur eigenen Arbeit erlebt. Das Interesse gilt dem Wohl der Gesamtheit, da wiederum alle im selben Boot sitzen bzw. in derselben Haut stecken. Setzen Sie also Ihre Energie nicht darin, einen Teil gewinnen zu lassen. Es lohnt wirklich für jeden Menschen die Mühe, sich zu einer integrierten Gesamtpersönlichkeit zu entwickeln. Je mehr verschiedene Persönlichkeitsteile in Ihnen gemeinsam wirken dürfen, desto größer wird Ihr innerer seelischer Reichtum sein.

Ich erwähnte bereits, daß manchmal nur konkrete Veränderungen, wie eine Trennung oder eine Kündigung, ein Schmerzsymptom abbauen helfen. Als einleuchtendes Beispiel erzähle ich gern die Geschichte von dem teuren Rennpferd, das nach einem Unfall leider hinkte und nach etlichen vergeblichen Heilungsversuchen eingeschläfert werden sollte. Ein alter Pferdepfleger, der von der Sache hörte, empfahl, das Pferd versuchsweise noch einmal für ein halbes Jahr aus dem Reitstall herauszunehmen und es völlig ungestört auf eine Weide zu stellen. Nach ein paar Monaten wurde das Pferd wieder völlig gesund. Auch für uns Menschen gibt es Lebenssituationen, die wie eine Weide auf uns wirken, ohne daß sich darüber hinwegtäuschen läßt.

Schön wäre es immer, wenn sich bei einem wichtigen Veränderungsschritt alle Persönlichkeitsteile einigen könnten. Sonst will dann bei der nächsten Partnerschaft wieder der Freiheitsteil nach drei Tagen schon das Handtuch werfen und der Sicherheitsteil ein Leben lang aushalten.

ZUSAMMENFASSUNG:
Die Verhandlung zwischen zwei Persönlichkeitsteilen

1. Sie denken zunächst an »Ihren« Teil aus dem Abschnitt zuvor. Da ich nicht weiß, wie Sie ihn für sich umbenannt haben, nenne ich ihn den Teil A.
2. Sicher wissen Sie schon, aus »welcher Ecke« Ihr Teil B kommt, also der Teil, welcher Angst vor der Verwirklichung von A hat. Verweilen Sie eine gewisse Zeit bei diesem Teil, um auch seine gute Absicht zu würdigen. Er braucht das genauso wie zuvor Teil A.
3. Stellen Sie sich die beiden richtig wie zwei Personen vor. Versuchen Sie, den beiden innerlich eine »Brücke« zueinander zu bauen. Zeigen Sie beiden, daß Sie sie als Ihre Teile gleichermaßen schätzen. Erläutern Sie noch einmal die Gründe, die für die Versöhnung in Richtung Teamarbeit sprechen.

4. Denken Sie sich jetzt einen Ort aus, an dem die beiden sich
   – sei es zu zweit oder gemeinsam mit Ihnen – zu einem
   ersten Annäherungstreffen zusammenfinden.
5. Bedanken Sie sich bei den beiden und verabschieden Sie
   sich innerlich.

Wichtiger Tip

Verlangen Sie bei diesem ersten innerlichen Treffen noch nicht
zuviel auf einmal von beiden. Es ist schon sehr positiv, wenn
sie sich überhaupt – und sei es auch skeptisch – einander
annähern.

III/5
Veränderung durch die eigene Kreativität

Manchmal sagt man über jemand anderen: »In dem steckt sehr viel drin – aber er macht nichts daraus.« Eigentlich trifft dieser Satz auf alle Menschen zu. Wir alle bergen in uns viele brachliegende Fähigkeiten und Entwicklungsmöglichkeiten, ohne sie bis ans Lebensende jemals ganz auszunutzen. Mit einem Beispiel möchte ich Ihnen eine Ahnung von Ihren ungenutzten Möglichkeiten vermitteln. Wir Menschen sind in vielen Dingen sogenannte Modell-Lerner. Der aufrechte Gang, die Muttersprache, Grundhaltungen in Umgang und Moral haben wir uns größtenteils durch schlichte Nachahmung erworben. Kinder bereiten sich jahrelang in ihren Spielen durch Modellnachahmung auf das Leben vor. Sie spielen Rollen von Mutter und Kind, König und Königin, Cowboy und Indianer. Als Erwachsene können wir dann oft ohne Training diese Dinge einsetzen. So sprechen viele junge Eltern ihre neugeborenen Babies in einem ganz bestimmten Tonfall an, den sie vorher gar nicht lange eingeübt haben, er ist plötzlich ganz einfach da, als wenn er nur irgendwo auf »Vorrat« gelegen hätte.

Überlegen Sie einmal, wie viele »Modelle« Sie im Laufe Ihres Lebens außer Eltern und Geschwistern schon erlebt haben. Denken Sie an alle Freunde, Bekannte, Menschen aus dem öffentlichen Leben wie Schauspieler und Politiker, Romanhelden und historische Persönlichkeiten, die als Modelle in Ihnen ungenutzt brachliegen. Mit dem Wort Modell meine ich nicht, jemand anderen genau nachzumachen, sondern sich von

169

einem anderen Menschen »eine Scheibe abzuschneiden«, wie es so schön heißt. Sie sind heute auch nicht identisch mit Vater oder Mutter, nur weil Sie von diesen Menschen Ihre Muttersprache erlernt haben.

Irgendwann haben Sie sicher auch schon einmal erlebt, daß Sie plötzlich eine großartige Idee hatten, etwas konnten oder sagten und sich hinterher über sich selbst gewundert haben. In diesem Moment hatten sie einen guten Kontakt zu Ihren inneren kreativen Kraftquellen. Kreativ sind wir, wenn wir auf eine spielerische Art Ideen und Praxis miteinander verknüpfen. Viele Menschen erleben ihre kreativen Seiten als »nichts Besonderes«, weil ihnen witzige Kleidung, geschmackvolle Einrichtung, ausgefallene Rezepte oder einfallsreicher Umgang mit Kindern oder Erwachsenen so leicht von der Hand gehen. Aber gerade dieser selbstverständliche Ideenreichtum ist ein Zeichen für gelebte Kreativität. Kreativsein bedeutet nicht nur gut malen oder bildhauern zu können. Auch Organisationstalent im Büro oder die Fähigkeit, passende Geburtstagsgeschenke zu finden, sind kreative Momente.

Der kreative Teil Ihrer Persönlichkeit ist der, der zusätzlich zu Ihren schon ausgelebten Talenten auch all Ihre brachliegenden und oft ungeahnten Fähigkeiten genau kennt. Suchen Sie einmal aufgrund meiner Beschreibung bei sich nach, aus welchem Bereich Sie Ihren kreativen Teil am besten kennen: sei es Malen, Kindererziehung, Renovieren, Organisation usw. Einige Patienten nennen ihren kreativen Teil auch gerne ihren »weisen Teil«. Die anderen Teile ihrer Persönlichkeit erleben ihn ebenso, denn sie können diesen »Ideenteil« aufsuchen wie einen Berater, einen Guru, eine kluge Fee oder einen weisen Mönch, um einen weiterführenden Rat einzuholen.

Nach diesen Anregungen habe ich die Bitte an Sie, daß Sie sich auch für Ihren kreativen Teil irgendein für Sie passendes Bild ausdenken. Das kann ebenfalls eine gute Fee sein, aber auch ein Magier, eine Elfe oder ein cleverer Manager im Anzug. Dieser kreative Teil ist für Sie sehr wichtig, denn er kann den Teilen Ihrer Persönlichkeit, die Sie jetzt im Zusammenhang mit dem Schmerz schon kennengelernt haben, weiterhelfen.

Einmal kann er sein kreatives Geschick dafür einsetzen, den im Abschnitt zuvor beschriebenen gegeneinander arbeitenden Teilen bei der Versöhnung zu helfen. Er kann helfen, Mißverständnisse abzubauen und das Verständnis für den jeweils anderen Teil zu fördern. Vielleicht muß er manchmal sogar »dolmetschen«, um Ideen für eine beiderseits gewinnbringende Zusammenarbeit zu »liefern«, auf die Sie von sich aus gar nicht kommen würden. Oft denkt z. B. ein »Freiheitsteil«, daß der »Sicherheitteil« ihn davon abhält, in Griechenland am Strand zu liegen. Der kreative Teil kann in einem solchen Fall beispielsweise die Idee einbringen, daß der Sicherheitteil die gesamte Organisation für den Griechenlandaufenthalt übernimmt. Der Sicherheitteil sieht dann vielleicht durch kreative Argumentation zum erstenmal ein, daß die Gesamtpersönlichkeit nur durch richtiges Ruhetanken wieder stark genug für die Sicherung des Überlebens, also das Arbeiten, wird. So erleben beide eine Integration, die jeder als Fortschritt für die eigenen Ziele auffassen kann.

Der kreative Teil hilft den anderen Teilen Ihrer Persönlichkeit mit seinem Ideenreichtum sehr gut dabei, neue Wege zur Verwirklichung der guten Absicht zu finden. So kann er Ihrem »Beschützer« beibringen, wie man sich statt durch Schmerz auch durch Worte von anderen Menschen abgrenzen kann, ohne dem anderen dabei weh zu tun. Oder er schlägt Ihrem »Ruheteil« vor, die ganze Energie nicht in Schmerzerzeugung, sondern in die Entfaltung von Organisationstalent zu stecken. Auf diese Weise kann vorbeugend viel Zeit gespart und zum Ausspannen genutzt werden. Der Sicherheitteil kann vielleicht lernen, daß Erfolg oft gar nichts mit verbissenem Durchhalten zu tun hat. Vielleicht ist es viel effektiver, Charme, Humor und Kommunikationstalent zu entwickeln, um weiterzukommen. Diese Fähigkeiten können im Umgang mit Kollegen, Kunden, Chefin und Chef sinnvolle Kapitalanlagen sein.

In der Regel wird der kreative Teil die anderen erst einmal in einem intensiven Austausch beraten. Es handelt sich dabei um ein »Beratungsgespräch ohne Kaufzwang«. Die Ratsuchenden können ganz in Ruhe überlegen, welche der vorgestellten Lösungen zur Veränderung oder »Modernisierung« ihnen vor dem Hintergrund ihrer guten Absicht am meisten zusagen. Weiterhin wird man sich dann auch gemeinsam ausdenken, wieviel Zeit sinnvollerweise zum Ausprobieren und Eintrainieren der neuen Lösungswege veranschlagt werden muß. Das können manchmal Wochen oder Monate sein, wenn die neuen Wege wirklich gut funktionieren sollen.

Ihr kreativer Teil kann Ihnen natürlich auch bei anderen Themen als bei Schmerzproblemen weiterhelfen. Er arbeitet sehr gerne nachts, während Sie träumen. Sie werden erstaunt sein, wie sehr er Ihnen mit guten Ideen weiterhelfen kann, wenn Sie sich an einen regelmäßigen Kontakt mit ihm erst einmal gewöhnt haben. Oft reicht es aus, wenn Sie ihm eine zu lösende Aufgabe nur schildern. Den Rest erledigt er oft eigenverantwortlich, während Sie Ihren Gewohnheiten nachgehen können. Oft werden Sie vom Ergebnis überrascht sein. Er kann manchmal sogar viel besser arbeiten, wenn er nach der Aufgabenstellung erst einmal in Ruhe gelassen wird. Stellen Sie sich einmal vor, Sie »tüfteln« ganz konzentriert an der Lösung einer Aufgabe. Da haben Sie es auch nicht gern, wenn alle fünf Minuten jemand die Tür öffnet und neugierig fragt, ob Sie schon fertig sind. Lassen Sie Ihrem kreativen Teil also die Zeit, die er braucht.

ZUSAMMENFASSUNG:
Veränderung durch die eigene Kreativität

1. Nachdem Sie es sich bequem gemacht haben, machen Sie sich eine Vorstellung von Ihrem kreativen Teil. Denken Sie dabei an Situationen, in denen er sich bei Ihnen besonders entfaltet.
2. Schildern Sie innerlich Ihrem kreativen Teil Ihr Schmerz-

thema. Benennen Sie ihm die anderen Persönlichkeitsteile, die Ihrer Meinung nach mit Ihren Schmerzen etwas zu tun haben.

3. Stellen Sie sich vor, der kreative Teil trifft sich mit den anderen Teilen. Er läßt sich noch einmal die gute Absicht schildern, die jeder für Sie verfolgt.

4. Sie selbst stellen sich das Treffen innerlich vor. Gehen alle miteinander spazieren, sitzen sie am Konferenztisch, verkehren die Teile vielleicht brieflich oder telefonisch miteinander?

5. Bitten Sie die »Teilekonferenz«, neue Lösungswege zum Miteinander und zu den Methoden zu finden.

6. Bitten Sie auch darum, eine angemessene Eingewöhnungszeit für die neuen Lösungen miteinander auszuhandeln.

7. Sie bedanken sich für die Mühe und die Kooperationsbereitschaft all Ihrer Teile und verabschieden sich zunächst.

Wichtiger Tip

Lassen Sie ruhig ein paar Tage vergehen, bis Sie bei der »Konferenz« wieder nachfragen. Gerade, wenn vielleicht auch wichtige Veränderungen anstehen, sollte genügend Zeit dasein. Überlegen Sie, wie lange bei Ihnen auch sonst eine Umlernphase dauert. Sollten Sie im Alltag auch nur kleinste positive Veränderungen als Konferenzergebnis registrieren, bedanken Sie sich gleich und würdigen Sie den Fortschritt.

III/6
Der »Schmerzingenieur«

Zu Beginn des Kapitels *Die Kraft des Unbewußten nutzen* schilderte ich Ihnen, daß unsere »richtigen« Reaktionen auf einen Schmerzreiz größtenteils nicht angeboren, sondern erlernt sind. Ohne dieses Lernprogramm wüßten wir nicht, daß bei einem Verbrennungsreiz der Finger wegzuziehen ist. Dieses Programm muß zuverlässig für jeden Quadratzentimeter unseres Körpers arbeiten, damit er in seiner Substanz optimal erhalten bleiben kann.

Sie können sich Ihren Körper vergleichsweise wie einen großen Betrieb vorstellen. Da gibt es die Stoffwechselabteilung, die Blutdruck-, die Hör- und Sehzentrale usw. Natürlich gibt es auch die Schmerzabteilung, die alle Bereiche im Körper auf Gewebeschädigung hin überwacht und entsprechend die verschiedensten Reaktionsprogramme als sofort einsetzbare Schutzmaßnahmen bereithält. Geleitet wird diese Abteilung vom »Schmerzingenieur« oder einer »Schmerzingenieurin«. Er/sie hat den ganzen Aufbau der Abteilung geleitet und ist jetzt für ein fortlaufendes reibungsloses Funktionieren zuständig. Machen Sie sich von Ihrem Schmerzingenieur/-in und seiner/ihrer Abteilung ein inneres Bild.

Der Schmerzingenieur ist sehr korrekt und führt auch »Spezialaufträge« aus der »Chefetage« aus. Dort wirken all die Persönlichkeitsteile, die Sie bisher schon kennengelernt haben. Wenn Ihr Ruheteil Sie ins Bett stecken möchte, wendet er sich quasi mit einem »Schmerzauftrag« an den Schmerzingenieur.

Will der Schmerzingenieur eine Migräne erzeugen, arbeitet er mit der Gefäßabteilung zusammen. Sein oberstes Ziel ist immer der Erhalt von Körper und Gesundheit.

An diesem Punkt können Sie mit dem Schmerzingenieur in Kommunikation treten. Wer Schmerzen bewußt erzeugen kann, kann sie auch unterlassen, wenn er will. Wenn ich eine Massage bekomme, die manchmal auch sehr schmerzhaft sein kann, sage ich meinem Schmerzingenieur vorher Bescheid. Ich erkläre ihm, daß die Massage dem Erhalt meiner körperlichen Gesundheit dient und daß es meinem Körper guttäte, wenn diese Schmerzreize anders als sonst üblich verarbeitet würden. Ich stelle mir dann richtig vor, wie er seine Mitarbeiter/-innen anweist, ein paar Schaltknöpfe herunterzudrehen. So wunderte sich mein Masseur anfangs sehr darüber, wie gelassen ich die ab und zu recht schmerzhaften Handgriffe aufnehme.

Als ich mit einem meiner Patienten schon längere Zeit psychologische Schmerzbehandlung gemacht hatte, wandten wir uns auch an seinen Schmerzingenieur. Dort lagen dann leider all unsere Vorschläge zu verschiedensten »Fakir«-Strategien unbearbeitet in Form von Mappen in einer Ecke der Schmerzabteilung. Der Schmerzingenieur hatte zuviel zu tun gehabt. Erst als ein neuer Mitarbeiter eingestellt wurde, kümmerte man sich um unsere Vorschläge.

Für eine meiner Patientinnen ist die Kommunikation mit dem Schmerzingenieur die einzige Schmerzverarbeitungsstrategie, die sie heute benutzt. Neulich verbrannte sie sich bei Freunden die Hand an einer heißen Glühbirne. Sie sprach in der gleichen Sekunde ihren Schmerzingenieur an: »Ich habe deine Warnung erhalten. In Zukunft werde ich mit solchen Lampen äußerst vorsichtig sein. Ich verspreche dir, jetzt alles zu tun, was ich kann, um den Schaden zu lindern: kühlen, eine Salbe auftragen. Du kannst das Schmerzenmachen einstellen.« Sie berichtete, daß sie schlagartig keine Schmerzen mehr empfand, und bedankte sich dafür. Außerdem wunderten sie und ihre Freunde sich darüber, daß später von der Verbrennung nichts mehr zu sehen war: keine Rötung, keine Brandblase.

So lohnt sich also auch, den Kontakt mit dem Schmerzingenieur im Alltag zu pflegen.

ZUSAMMENFASSUNG:
Der Kontakt zum Schmerzingenieur

1. Sie setzen oder legen sich bequem hin. In Gedanken begeben Sie sich auf »Betriebsbesichtigung« in Ihren Körper. Bald erreichen Sie auch die »Schmerzabteilung«.
2. Lassen Sie sich davon überraschen, ob Sie sich Ihren Schmerzingenieur eher als Frau oder Mann vorstellen. Nehmen Sie höflich Kontakt auf, und lassen Sie sich die Abteilung erst einmal zeigen.
3. Erzählen Sie dem Schmerzingenieur von Ihrem Schmerzproblem – sei es, daß Sie sich auf eine Geburt vorbereiten oder daß Sie unter einem chronischen Schmerz leiden. Bitten Sie ihn, in diesem Bereich den Körperschutz anders als durch subjektiv erlebten Schmerz zu gestalten.
4. Versichern Sie ihm, daß Sie seine zuverlässige Arbeit schätzen und daß sich Ihre Änderungswünsche nur auf diesen ganz speziellen Bereich beziehen.
5. Fragen Sie, wie lange er für diese Spezial-Umgestaltung vom technischen Standpunkt her wohl brauche. Obwohl der Reiz ankommt, wollen Sie ihn als bedeutungs- und harmlos erleben. Gleichzeitig soll aber weiterhin optimaler Körperschutz gewährleistet sein.
6. Berichten Sie, daß Sie mit den Persönlichkeitsteilen aus der »Chefetage« schon verhandelt haben, daß diese bereits mit dem kreativen Teil konferieren und einer Veränderung gegenüber jetzt wohl auch positiv gestimmt sind.
7. Bedanken Sie sich bei Ihrem Schmerzingenieur und seinen Mitarbeitern, und pflegen Sie den Kontakt auch weiterhin.

Wichtiger Tip

Wenden Sie sich vielleicht noch einmal an die Teilekonferenz mit der Bitte, dem Schmerzingenieur »grünes Licht« für die Veränderung zu signalisieren, sobald der Schmerz nicht mehr von ihnen zur Erreichung der guten Absicht gebraucht wird.

III/7
Der Ökologie-Check

Eigentlich kennen Sie diesen wichtigen Schritt schon aus der Wahrnehmungsübung *Mein Gesundheitsziel*. Nachdem Sie mit all den Teilen gearbeitet haben, möchte ich Sie bitten, sich noch einmal Ihren »Gesundheitsfilm« anzusehen. Diesmal jedoch sind Sie nicht allein zuständig für die Gesundheitszukunft. All Ihre Persönlichkeitsteile, der kreative Teil und der Schmerzingenieur sehen sich jetzt den Film mit Ihnen gemeinsam an. Jeder darf dabei für sich überprüfen, ob er mit dieser »Gesundheitszukunft« einverstanden ist. Sollte jetzt immer noch ein Persönlichkeitsteil seine gute Absicht in dieser Zukunft gefährdet sehen, hören oder fühlen, kann er noch einmal den Rat des kreativen Teils einholen. Auf diese Art und Weise gestalten alle als Team die endgültige Fassung mit. Wenn alle Szenen zur allgemeinen Zufriedenheit fertiggestellt sind, verfahren Sie so, wie Sie es schon kennen: Sie erheben sich als Gesamtpersönlichkeit, gehen langsam in diesen Film hinein und assoziieren sich körperlich mit Ihrem Gesundheitsziel.

Da ich die einzelnen Schritte bereits fortlaufend im Text erläutert habe, brauche ich Ihnen hier keine Zusammenfassung zu geben. Diese Übung sichert, daß Veränderungen und neue Wege ökologisch für Ihr körperlich-persönliches Gesamtsystem sein können. Sie eignet sich auch sonst für ein inneres Überprüfen von Entscheidungen und Veränderungen.

IV
Der gesunde Schmerzpatient

Sehr viel habe ich von Herrn P., dem Patienten mit den Thalamusschmerzen, gelernt. Ich schrieb über ihn bereits im Abschnitt I/7 *Die Möglichkeiten der psychologischen Schmerzbehandlung*. Herr P. hatte nach der Gehirn-Massenblutung neben seinen starken Schmerzen auch noch eine körperliche Behinderung zu verarbeiten. In einer unserer Sitzungen erklärte ich ihm das Persönlichkeitsmodell, und wir arbeiteten mit seinen Teilen. Eines Tages erzählte er mir, daß er regelrecht wütend darüber sei, daß er in seinen Träumen noch ganz häufig seinen gesunden Körper erlebe. Das helfe ihm natürlich ganz und gar nicht dabei, sich mit seiner Behinderung und den Schmerzen abzufinden. Wir hatten auch ständig am Thema »Schmerzen und Behinderung akzeptieren« gearbeitet. Er nahm mit meiner Hilfe Kontakt zu dem Teil auf, der ihm immer den Traum vom gesunden Körper schickte. Was dabei schließlich zutage kam, überraschte uns beide.

Dieser Teil repräsentierte die gesunden Anteile seiner Persönlichkeit. Er sagte innerlich wortwörtlich: »Ewig beschäftigst du dich damit, die Behinderung und die Schmerzen akzeptieren zu wollen. Um deine gesunden Teile kümmerst du dich überhaupt nicht mehr. Wir wollen auch akzeptiert sein!«

Es gibt eine Form von Gesundheit, die trotz eines chronischen Leidens voll entfaltet sein kann. Sie hat viel mit Lebens- und Erlebensqualität zu tun. Herr P. hat für sich heute seinen Humor wiedergefunden, er interessiert sich für andere Menschen und das Leben um ihn herum. Früher hat er – aus heutiger Sicht manchmal richtig gehässig – nur darauf gewartet, daß andere Menschen scheu, unsicher oder auch ablehnend auf seine Behinderung reagierten. Heute übernimmt er Mitverantwortung für die Kontaktgestaltung mit seinen Mitmenschen, kommt von sich aus den anderen entgegen und erwartet nicht mehr einseitig, daß die anderen nur auf ihn zugehen.

Das Phänomen Schmerz ist ein ganz subjektives Erlebnis und kann daher wohl niemals mit objektiven Meßmethoden erfaßt und beschrieben werden. Ob der Schmerz ein Leben bestimmen kann, hat auch viel damit zu tun, wie dieses Leben gestaltet ist. In einem erfüllten Leben muß sich der Schmerz zwangsläufig mit einem Randplatz begnügen, denn – wie der Begriff schon sagt – alles andere ist ja schon erfüllt.

Ich denke, Herr P. weist heute eine seelische Gesundheit auf, die so mancher körperlich gesunde Mensch bestimmt vermißt. Sicherlich liegt die Verantwortung der seelischen Gesundheitsentfaltung nicht nur bei den Patienten. Auch die Gesellschaft und die politischen Umstände tragen dazu bei, wie wertvoll auch ein kranker Mensch sein Leben für sich noch einschätzen kann.

Zu einer gesunden Persönlichkeit gehört auch die Fähigkeit, mit anderen Menschen einen wohltuenden Kontakt pflegen zu können. Leider wird in unserer Gesellschaft sehr viel Energie in das Allein-Zurechtkommen investiert. Meiner Meinung nach ist es für jeden Menschen sehr viel sinnvoller, Energie in seine Kommunikationsfähigkeit zu stecken. Wir erleben immer wieder, daß ganz einfach liebenswerte und kontaktfähige kranke und alte Patienten viel mehr Hilfe und Entgegenkommen von den gesunden Menschen zu erwarten haben als kontaktgestörte, griesgrämige Persönlichkeiten. Jeder geistig gesunde Mensch, auch wenn er körperlich gebrechlich ist, trägt zu ungefähr 50 Prozent die Verantwortung für die Qualität seiner zwischenmenschlichen Kontakte.

Für Sie selbst ist es immer sinnvoll, Ihre gesunden Persönlichkeitsteile zu kennen und ihnen einen angemessenen Platz in Ihrem Leben einzuräumen. Wenn Sie sich näher damit beschäftigen wollen, beziehen Sie doch Ihren Lebenspartner, Freunde und Verwandte mit ein. Fragen Sie andere Menschen, die Sie gut kennen, was deren Meinung nach Ihre gesunden Persönlichkeitsteile oder Ihre Stärken sind. Denn oft erkennt man selbst diese Seiten von sich bewußt gar nicht.

Nach dem Erlebnis mit Herrn P. bitte ich meine Schmerzpatienten oft, ihre gesunden Persönlichkeitsteile ganz bewußt anzusprechen. Schon oft standen sie auch bei anderen Patienten unbeachtet und ganz hinten in der Ecke. Viele Menschen meinen, ihr Leid verstärke sich noch, wenn sie ihre gesunden Teile wieder zuließen. Unsere Erfahrung ist vielmehr, daß diese sehr wichtigen Anteile ihnen über Schmerz und Leid hinweghelfen können.

ZUSAMMENFASSUNG:
Meine gesunden Persönlichkeitsteile

1. Sie überlegen sich in Ruhe, was für Sie von dem Hintergrund Ihrer Lebensgeschichte bedeutet: die gesunden Persönlichkeitsanteile. Vielleicht haben Sie auch schon andere Menschen befragt.
2. Denken Sie ruhig an früher: Vielleicht haben Sie gerne mit den Nachbarn oder Freunden »geschwatzt«, sind regelmäßig verreist oder einem Hobby nachgegangen?
3. Stellen Sie sich Ihre gesunden Persönlichkeitsteile genau vor.
4. Sprechen Sie die Teile innerlich direkt an: Ihr seid früher so aktiv in meinem Leben gewesen. Ich würde mich sehr freuen, wenn ihr mir mit euren Fähigkeiten auch jetzt in der Krankheit helfen könntet.
5. Machen Sie Ihre kranken und traurigen Teile mit den gesunden regelrecht in der Vorstellung bekannt. Natürlich müssen sie aufeinander eingehen, wenn sie in Zukunft etwas zusammen unternehmen, sich wieder zu einem Team integrieren wollen.
6. Bedanken Sie sich für den Kontakt, und verabschieden Sie sich.

V
Lachen und Weinen

In seinem Buch *Der Arzt in uns selbst* beschreibt der Autor Norman Cousins auf eindrucksvolle Art, wie er durch eigenes Engagement eine sehr schwere und schmerzhafte Krankheit überwand. Eines seiner wichtigsten Rezepte in diesem Buch ist: Lachen! Er verordnete sich selbst unter anderem eine regelrechte »Lachtherapie«, indem er sich neben anderen Abwechslungen lustige Filme ansah oder sich von anderen Menschen Witze vorlesen ließ.

»Es funktionierte. Ich machte die freudige Entdeckung, daß zehn Minuten echten zwerchfellerschütternden Lachens eine anästhetische Wirkung hatten und mir wenigstens zwei Stunden schmerzfreien Schlaf ermöglichten. Wenn die schmerzstillende Wirkung des Lachens nachließ, schalteten wir den Filmprojektor wieder ein, und nicht selten gelang es mir, ein zweites Mal einzuschlafen.«

Ich weiß nicht, ob Sie für sich eine solche »Therapie« ausprobieren würden. Wir alle haben aber bei unserer Arbeit mit Schmerzpatienten die Erfahrung gemacht, daß Humor in der Psychotherapie einen sehr positiven Effekt für die Gesundheitsentwicklung haben kann. Wir selbst spielen den Patienten keine Filme vor, lassen aber immer Lachen und Heiterkeit den Kontakt mitbestimmen. Gerade für Schmerzpatienten, denen ja oft »das Lachen vergangen« ist, kann Humor eine Brücke zu vielleicht verschütteten gesunden Persönlichkeitsteilen sein.

Auf jeden Fall gibt es ernst zu nehmende Hinweise darauf,

daß auch Lachen die Endorphin-Ausschüttung anregt. Leider wird in der Psychotherapie Lachen und Humor oft noch skeptisch gesehen und manchmal als Verdrängungsmechanismus dargestellt. Gerade Humor scheint mir aber vielen Menschen das »Hinsehen« erst zu ermöglichen. Humor kann eine wertvolle Dissoziationsmethode sein. Oft erlebte ich, daß ein — natürlich liebevolles — Lachen über sich selbst der erste Schritt in Richtung einer positiven Veränderung für einen Patienten war. Für mich gehört zu einem guten Therapeuten auch ein ausgeprägter Sinn für Humor.

Daß auch Weinen guttut, wußten viele von uns schon immer. Nun hat der amerikanische Biochemiker William Frey in seinen *Tränen-Studien* herausgefunden, daß beim Weinen wahrscheinlich unsere Streß-Hormone abgebaut werden. Weiterhin konnte er in der Tränenflüssigkeit auch Endorphine nachweisen, die ich bereits im Abschnitt II/9 über den Placebo-Effekt als körpereigen produzierte Schmerzmittel vorstellte. Interessanterweise erwiesen sich bei Freys Untersuchungen Männer und Frauen, die viel und auch »überzeugt« weinten, körperlich gesünder als die Gruppe der »Nicht-Weiner«.

Sicher haben Sie schon einmal die Erfahrung gemacht, daß Lachen und Weinen auch irgendwie zusammengehören. So kann man aus Freude weinen oder »lachen, bis die Tränen kommen«. In vielen Kulturen klingt eine Beerdigung mit einem fröhlichen Fest aus. Diese ganz vertrauten, alltäglichen Ausdrucksmittel unserer Gefühle scheinen also auch so etwas wie eine eigene, natürliche Medizin für Körper und Seele zu sein.

VI
Kinder und Schmerzen

Schon anläßlich des ersten Arztkoffers spielen Kinder, daß bei Krankheit und Schmerz der Arzt kommt, eine Pille oder Spritze verabreicht und daß man danach wieder wie neu ist. Das ist schade, denn gerade Kinder, die ja sehr lernfähig sind und über viel Phantasie verfügen, können in das Thema »sanfte Schmerztherapie« spielerisch hineinwachsen, wenn wir sie darin unterstützen. Schon mit vier Jahren kann ein Kind erstaunlich gut den Sinn des Schmerzes begreifen, wenn ihm kindgerecht die Schutzfunktion für den Körper erklärt wird.

Viele der in diesem Buch vorgestellten Übungen können gerade auch mit Kindern spielerisch eingeübt werden. Unsere Tochter kennt schon lange ihren Schmerzingenieur und spricht auch mit ihm, wenn sie sich stößt oder hinfällt. Sie weiß genau, was der Schmerz bedeutet und daß der Schmerzingenieur nur auf ihren Körper aufpassen will.

Wichtig ist es, daß Kinder schon früh mit Versöhnungserlebnissen und dem Thema »Integration von Persönlichkeitsteilen« vertraut gemacht werden. Mit Hand- oder Fingerpuppen kann man sehr gut Verhandlungskonferenzen von zerstrittenen »Teilen« spielen. Wenn meine Tochter Ohrenschmerzen, Kopf- oder Bauchweh hat, spielen wir, daß ein Kobold − ähnlich dem Pumuckl − ihr die Schmerzen zufügt. Ich fasse dann in ihr Ohr hinein, ziehe den kreischenden und zappelnden Ohrweh-Kobold heraus und male ihn anschließend auf Papier. Es ist immer gut, den Schmerz in der Phantasie aus dem Körper herauszubefördern. Das ist auch eine Form der Dissoziation, der inneren Distanz. Ist der Kobold auf das Papier gebannt, wird er bunt angemalt. Das hat er gar nicht gern, denn je mehr er »erbuntet«, desto netter und lieber muß er werden. Die ganze Zeit unterhalten wir uns dabei mit dem Kobold.

Bei heftigen Schmerzen ist dieses Zeichnen natürlich auch eine Ablenkung. Aber selbst wenn die Schmerzen nicht verschwinden, denken die Kinder doch sehr viel liebevoller und versöhnter über das nach, was sich in ihrem eigenen Körper abspielt. Ich möchte an dieser Stelle ein Kinderbuch empfehlen, das in ganz hervorragender Weise Versöhnungs- und Integrationsprozesse bei Kindern fördert: Es ist das zweibändige Werk von Michael Ende mit den Titeln: *Jim Knopf und Lukas, der Lokomotivführer* und *Jim Knopf und die wilde 13*. In diesen Geschichten werden zunächst schlimme, erschreckende und auch schmerzliche Dinge immer wieder ins Gute umgewandelt. Da gibt es einen Scheinriesen, der im Gegensatz zu normalen Menschen mit zunehmender Entfernung optisch immer größer wird. Alle haben Angst vor ihm, nur wer auf ihn zugeht, erlebt, daß auch der Riese ein ganz normaler Mensch ist und beim Näherkommen immer kleiner wird. Auch bei der Arbeit mit dem Persönlichkeitsteil, der die Schmerzen verursacht, ist ja das Aufeinander-Zugehen, die Begegnung, wichtig, um das Gute im Teil zu erkennen und zu erleben.

Dann gibt es noch den wirklich bösen Drachen Mahlzahn, der nur Schmerzen zufügt. Er verwandelt sich aber, nachdem er besiegt wurde, in den »Goldenen Drachen der Weisheit«, der immer einen Rat geben kann. Die Verwandlung kann nur geschehen, weil Jim Knopf und Lukas, der Lokomotivführer, ihn nicht umbringen, sondern ihn leben lassen. Ähnliches geht auch im übertragenen Sinne während einer psychologischen Schmerzbehandlung in vielen Patienten vor. Noch keiner fand seine Schmerzen hinterher angenehm, aber viele machen Aussagen wie: »Ich habe durch die Schmerzen viel gelernt«, »Der Schmerz wollte mir etwas sagen«, »Der Schmerz hat mir dabei geholfen, mich persönlich zu entfalten« oder »Ich kann jetzt mit dem Schmerz leben, ich lebe nicht mehr gegen ihn«. Die Umkehr von der Feindeshaltung zum Versöhntsein kann manchmal sogar zu einer spirituellen Bereicherung werden und die seelische Gesundheit insgesamt fördern.

Märchen, Puppenspiele und Geschichten, in denen sich ein schlichtes Lieb-Böse-Denken abspielt, sind weder bei Kindern noch Erwachsenen förderlich für das Wachstum einer integrierten Persönlichkeit und den Umgang mit sich selbst. Kinder, die gewohnt sind, daß Hexen verbrannt und Räuber ins Gefängnis geworfen werden müssen, denken als Erwachsene viel eher, daß auch Böses (hier also Schmerz) in ihnen selbst niedergeknüppelt, ausgerissen, verbrannt und amputiert werden sollte.

Ich selbst habe nichts gegen gruselige und grausame Geschichten und Märchen für Kinder. Entscheidend ist meiner Meinung nach, wie mit dem Bösen umgegangen wird. So ist der Drache Mahlzahn in der Jim-Knopf-Geschichte eine äußerst grausame Figur, aber der richtige Umgang verwandelt das zuvor Böse in goldene Weisheit.

Kinder mögen keine Geschichten, die lieblich vor sich hinplätschern. Sie ziehen aufregende und gefährliche Inhalte vor. Wenn wir bedenken, daß Märchen und Geschichten für Kinder auch eine Vorbereitung auf das Leben sein sollen, ist es auch viel realistischer, in spielerischer Form schon einmal Kontakt mit Schwierigkeiten aufzunehmen. Wichtig scheint mir zu sein, daß die grausamen Geschichten immer ein »Happy-End« haben. So hat dann auch später der Erwachsene in einer schwierigen Situation unbewußt eine positive Vorstellung vom Ausgang seiner eigenen schwierigen Situation.

Neulich berichtete mir eine Seminarteilnehmerin, daß sie selbst von Kind auf Schmerzen immer sehr gut aushalten konnte – woran genau das läge, wüßte sie nicht. Natürlich bat ich sie sofort darum, sie nach ihrer inneren Strategie befragen zu dürfen. Sie berichtete, daß sie sich im Schmerz stets vorstelle, sie sänke sanft in eine tunnelartige Tiefe hinab, läge unten ganz ruhig und ließe den Schmerz oben. Geräusche und

Schmerz seien dann von oben wie durch eine durchsichtige Glocke zu hören und könnten ihr nichts mehr anhaben. Erinnern diese Inhalte Sie an etwas? Mir fiel dazu sofort das Märchen *Frau Holle* ein. Die Goldmarie wird von ihrer Stiefmutter sehr schlecht behandelt. Sie muß spinnen, bis ihr die Finger blutig werden, also Schmerzen ertragen. Erlösung erfährt sie, als sie später in den Brunnen fällt, einschläft und dann auf der Wiese von Frau Holle wieder aufwacht. Alles Schmerzliche spielt sich da oben über dem Brunnenwasser (durchsichtige Glocke) ab und berührt sie nicht mehr.

Die heute vierzigjährige Frau konnte sich zunächst kaum an das Märchen erinnern. Später fand sie aber heraus, daß ein bebildertes Frau-Holle-Märchenbuch in ihrer Kindheit eines ihrer ersten Bücher gewesen war. So hatte sie sich als kleines Mädchen, wie Kinder das oft machen, mit der Hauptfigur, also der Goldmarie, assoziiert und ihre ganz individuelle Schmerzverarbeitungsstrategie spielerisch erlernt, die über Jahrzehnte für sie an Effektivität nichts verloren hat.

Es ist also sehr nützlich, wenn Kinder zusätzlich zu ihren Kenntnissen über äußere Möglichkeiten der Schmerzlinderung, wie Medikamente, auch schon ihre Eigenkräfte zum Umgang mit Schmerzen entfalten lernen.

VII
Alte Menschen und Schmerzen

Ältere Menschen befinden sich oft in einem ähnlich dramatischen körperlich-seelischen Umbruch wie junge Menschen in der Pubertät.

Bereits viele fünfzigjährige Patienten zeigen uns etliche für diesen Umbruch typische Zeichen. Die Kinder sind erwachsen geworden und haben das »Nest« verlassen. Eine wichtige Lebensaufgabe ist erfüllt. Viele unserer Patienten erleben hier eine Lücke, die sie so schnell nicht zu füllen wissen. Manchmal sterben bereits Freunde und Verwandte derselben Generation oder erkranken ernsthaft. Man fängt an, über die eigene Vergänglichkeit nachzudenken, und das führt zu Fragen nach dem Sinn des Lebens. Im höheren Alter beginnt man, das bisher Erreichte zu überdenken und bekommt schnell eine »Torschlußpanik«. Oft macht sich auch ein Gefühl von Einsamkeit breit. Der Verlust des Partners, Altersruhestand und die Trennung von den Kindern führen oft zu der Empfindung, vom sozialen Leben ausgeschlossen zu sein.

All diese Faktoren münden bei vielen Menschen der älteren Generation zu einem Gefühl von Langeweile und Überflüssigsein sowie Depressionen. Alternde Menschen machen (wieder) die Erfahrung einer ständigen Veränderung des eigenen Körpers und interpretieren dieses Phänomen oft als Krankheit.

Mit all diesen Themen eines neuen Lebensabschnitts fühlen sich ältere Menschen manchmal sehr hilflos und allein gelassen. Wir haben in unserer Praxis die Erfahrung gemacht, daß ältere Menschen sehr gut eine psychologische Begleitung durch all diese Veränderungen ihres Lebens gebrauchen können. Das kann ihnen dabei helfen, in sich selbst psychische Kraftquellen zu entdecken, die sie die Jahre zuvor vielleicht haben brachliegen lassen. Schon oft haben ältere Patienten in der Therapie ihre eigene Persönlichkeit als neues Abenteuer entdeckt und so auch einen neuen Lebenssinn für sich gefunden. Sehr häufig drücken sich die unbewältigten neuen Lebensthemen bei älteren und alten Menschen auf der körperlichen Ebene in einem Schmerzsymptom aus. Daher sind wir der festen Überzeugung, daß ein psychologisches Programm, das bei dieser Altersgruppe gezielt die positiven Lebensenergien fördert, welche ja in jedem Menschen stecken, viel effektiver als jede andere Art von Intervention sein kann.

Leider denken viele Ärzte, Therapeuten und Krankenversicherungen, daß eine psychologische Behandlung für die höheren Altersgruppen schlicht die Mühe und das Geld nicht wert ist. Sie argumentieren, daß es von einem bestimmten Alter an zu spät für eine psychische Neuorientierung sei: »Was Hänschen nicht lernt, lernt Hans nimmermehr.« Aus diesem Grund werden die Lebensprobleme des Alterns meistens mit Medikamenten behandelt. So wird der natürliche Prozeß des Älterwerdens sehr oft wie eine Krankheit angesehen.

Ein Drittel aller Verschreibungen werden bei uns für Patienten ausgestellt, die über 65 Jahre alt sind. Diese Altersgruppe konsumiert 24 Prozent aller Schmerzmittel und fast die Hälfte der Psychopharmaka und Beruhigungsmittel. Der Organismus älterer Menschen reagiert oft viel sensibler auf verschiedene Substanzen, als es bei jüngeren Menschen der Fall ist. Schon aus diesem Grund sollte man, wenn möglich, eine psychologische Schmerztherapie bei chronischen Schmerzen in dieser Altersgruppe einsetzen. Der fünfzigjährige Patient hat heute durchaus eine Lebenserwartung von noch dreißig bis gar vierzig Jahren vor sich. Es »lohnt« sich also unserer Meinung nach eine psychologische Behandlungsmethode in jedem Fall, ich selbst habe schon effektiv mit siebzig- und achtzigjährigen Patienten gearbeitet.

Wir erleben ältere Patienten als hoch motiviert und veränderungsfähig. Die meisten haben zum erstenmal in ihrem Leben genug Zeit, um über sich selbst und den Lebenssinn nachzudenken. Zuvor haben sie gearbeitet, Kinder großgezogen und sind sonstigen Aufgaben nachgegangen. Richtig angesprochen, reagieren ältere Menschen sehr positiv und wißbegierig auf Möglichkeiten der Persönlichkeitsentfaltung. So registrieren sie einerseits die Vergänglichkeit des Körpers und andererseits das Wachstum mentaler und spiritueller Werte.

Ich denke, daß die neue »Altengeneration« geistig und körperlich sehr viel anspruchsvoller sein wird, als wir es jetzt für möglich halten. Medikamente sind sicher nicht, wie zur Zeit üblich, die einzige Antwort auf die vorübergehende Verunsicherung und persönliche Neuorientierung im Alter.

VIII
Tod und Schmerzen

Der Tod ist in unserer Gesellschaft nach wie vor ein Tabu-Thema. Es wird uns immer selbstverständlicher, daß wir und andere für unsere Vorfahren noch ganz unmöglich erscheinende Leistungen erbringen: Man fährt Auto, fliegt um die Welt und zum Mond, bald gibt es das Fernsehtelefon, es werden Herzen verpflanzt und Busen geliftet. Unbewußt führt diese Entwicklung zu der Überzeugung, daß alles irgendwie machbar ist, wenn die Wissenschaft sich nur bemüht.

Gerade bei diesem Denken fällt es uns sehr schwer, wenn wir mit den Grenzen der Leistungsfähigkeit unserer Gesellschaft konfrontiert werden. Der Tod und viele chronische Krankheiten, zu denen wir auch die chronische Schmerzkrankheit zählen, erweisen sich oft als nicht-beeinflußbare körperliche Realitäten. Schmerzen und Tod erinnern uns als Thema an unsere Vergänglichkeit. Früher versuchten die Menschen, das Vergänglichkeitsthema mit Hilfe von Religion zu verarbeiten. Heute versuchen viele Menschen, dieses Thema durch Verdrängung zu verkraften.

Gerade im Medizin- und auch im Psychologiestudium werden häufig — wie im Märchen — Verfahren mit »Happy-End« gelehrt. Wenn jemand diese oder jene Krankheit hat, kann man diese oder jene Therapie anwenden, und nach geraumer Zeit geht es dann dem Patienten wieder gut. Viele Menschen, die in Heilberufen arbeiten, sind oft damit überfordert zu erleben, daß Menschen trotz aller Bemühungen krank bleiben.

Am schwierigsten ist der Umgang mit Patienten, von denen man weiß, daß es ihnen gesundheitlich nie wieder besser gehen wird. Der Heiler und Helfer kommt sich plötzlich überflüssig und hilflos vor. Neulich sagte mir eine Patientin: »Ich mag gar nicht mehr zu Dr. . . . hingehen. Er hat sich immer so viel Mühe mit mir gegeben, und ich traue mich gar nicht zu erzählen, daß die Schmerzen immer noch so wie am Anfang sind. Ich habe oft das Gefühl, er ist enttäuschter als ich darüber, daß die Therapien nicht wirken.«

Sterbende Menschen, die oft auch unter chronischen Schmerzen leiden, brauchen sehr wohl Ärzte, Psychologen und Menschen aus anderen Heilberufen. Als Leistung zählt hier, daß diese Helfer den Sterbenden und den chronisch Kranken eine Begleitung sind und ihnen Erleichterung im Leiden bringen. Beide Seiten wissen, daß Diagnostik und Therapiemöglichkeiten ausgeschöpft sind. Es geht jetzt um die Hilfe bei der Verarbeitung des körperlichen Vergänglichkeitserlebnisses und um die Schmerzbehandlung.

Dr. Jungck schreibt: »Schmerzkranke sind chronisch Kranke, die lange Zeit, häufig bis ans Ende ihres Lebens, betreut werden müssen. Sie bedürfen maximaler Zuwendung und gehören zu den kostenintensivsten Patienten unseres Gesundheitswesens.« Im selben Text erwähnt er als Vergleich den Diabetiker, »dem man sein Insulin nicht nach einem oder zwei Behandlungsquartalen aus Wirtschaftlichkeitsgründen verweigern würde.«

IX
An die Patienten: Wie behandele ich meinen Arzt?

Wenn Sie an einer chronischen Schmerzkrankheit leiden, ist Ihr Hausarzt Ihr wichtigster Verbündeter. Als Schmerzpatient müssen Sie in der Regel neben dem ärztlichen Schmerztherapeuten auch eine Reihe von Fachärzten und andere Experten, wie beispielsweise den Psychologen, konsultieren. Ihr Hausarzt ist dann zusammen mit dem Algesiologen (Schmerztherapeuten) der Koordinator zwischen all den anderen Behandlern.

Daher sollten Sie bei Ihrer Hausärztin oder Ihrem Hausarzt darauf achten, daß sie/er Ihnen ganz einfach sympathisch ist. Die menschliche Atmosphäre spielt hier eine große Rolle. Der Kontakt zwischen dem chronisch schmerzkranken Patienten und dem Hausarzt geht meist über Jahre. Dennoch ersetzt der Arzt nicht Freunde, Verwandte oder Lebenspartner. Überprüfen Sie kritisch, ob der Gang zum Arzt für Sie schon zum gesellschaftlichen Ereignis geworden ist. Wenn dies der Fall ist, wäre es für Sie sehr wichtig, sich nach »echten« Freunden umzusehen. Wenn sich zwischen Arzt und Ärztin und Ihnen ein langer Kontakt entwickelt, gestehen Sie ihm/ihr auch ganz normale menschliche Eigenschaften zu. Da gibt es, wie bei allen Menschen, gute und »vertrackte« Tage, fabelhafte, durchschnittliche und auch schlechte Laune. Kommt es dann einmal zu einer »Panne«, sollten Sie darüber hinwegsehen, wenn Sie sonst immer zufrieden waren. Ansonsten besteht die Gefahr des »Doctor-Shopping«: Sie gehen wie im Supermarkt durch alle Arztpraxen, nehmen mal dieses und mal jenes mit, und wenn es dann zum Ernstfall kommt, kennt Sie kein Arzt wirklich.

Kommen Sie Ihrem Arzt oder Ihrer Ärztin entgegen, indem Sie sich auf den Besuch vorbereiten. Notieren Sie Ihre eigenen Beobachtungen des Krankheitsverlaufs und alle Fragen, die Sie stellen wollen. Unterrichten Sie ihn oder sie darüber, wer Sie außerdem noch behandelt. Verlangen Sie nicht, daß Ihr Arzt Ihre komplette Lebens- und Krankengeschichte auswendig aufsagen kann. Machen Sie ihn darauf aufmerksam, wenn Ihnen ein Detail wichtig erscheint, welches er Ihrer Meinung nach nicht beachtet oder vergessen hat. Er ist kein Hellseher.

Heutzutage beschweren sich alle darüber, daß der Arzt so wenig Zeit für ein Gespräch mit seinen Patienten hat. Jeder Patient sollte wissen, daß es sehr viele Ärzte gibt, die sich wirklich gerne ausführlicher mit ihren Patienten unterhielten. Es liegt an unserem Gesundheitswesen und nicht an den Ärzten, daß Gespräche mit den Patienten im Vergleich zu anderen ärztlichen Leistungen lächerlich schlecht bezahlt werden. Wenn Ihr Arzt sich mit Ihnen eine volle Stunde für ein intensives Gespräch Zeit läßt, kann er dafür ungefähr DM 8,50 abrechnen. Es gibt viele Ärzte, die mit dem oft menschenunfreundlichen System, in dem sie arbeiten müssen, selbst sehr unzufrieden sind und es verändern möchten.

Zwei wichtige Eigenschaften sollten Ihre Ärzte jedoch unbedingt haben: Zunächst sollte es ihnen selbstverständlich sein, sich mit den anderen Kollegen, die Sie auch konsultieren, auszutauschen – genauso wie Ihre Persönlichkeitsteile im Team zu Ihrem Wohl zusammenwirken. Mit ein bißchen Menschenverstand können Sie schnell herausfinden, ob Ihr Arzt teamfähig ist oder nicht. Außerdem sollte Ihr Arzt aufgeschlossen Ihren eigenen Ideen und Beobachtungen gegenüber bezüglich Ihrer Krankheit sein. Er sollte bereit sein, sich sachkundig zu machen, wenn Ihre eingebrachten Ideen seinen Kenntnisstand übersteigen. Eine Bekannte bat neulich ihren Internisten um Hilfe bei der Suche nach einer schmerztherapeutischen Einrichtung. Die Antwort soll gewesen sein: »Das sind alles nur junge Ärzte, die sich eine goldene Nase verdienen wollen. Schmerz behandeln wir alle.« Ein solcher Arzt ist sicherlich kein Verbündeter. Erweisen Sie sich aber auch bitte selbst den Gefallen, sich nicht so zu gebärden, als hätten Sie Medizin studiert und nicht Ihre Ärztin oder Ihr Arzt.

Denken Sie daran, daß chronischer Schmerz grundsätzlich anders behandelt werden muß als akuter Schmerz. Sollte Ihr Arzt die Unterschiede nicht kennen, müssen Sie sich einen kompetenteren Hausarzt suchen.

Wenn Arzt oder Ärztin Ihres Vertrauens Sie zu einem Experten überweist, bedenken Sie: Sie müssen nicht jeden Arzt nett finden. Es gibt etliche sehr gute Fachärzte, die ein großes Können haben, aber auf viele Patienten nicht besonders freundlich wirken. Wenn der überweisende Arzt wirklich Ihr Vertrauen hat, verlassen Sie sich darauf, daß er sich etwas dabei gedacht hat, einen ganz bestimmten Kollegen zur Mitbehandlung oder zur Diagnostik hinzuzuziehen. Wir selbst kannten früher einen Facharzt, der wirklich sehr gute Diagnosen stellen konnte, besser als viele seiner Kollegen. Aber es war manchmal ein erheblicher Aufwand, die Patienten zu motivieren, bei diesem Mann »durchzuhalten«. Bedenken Sie bitte: Oft ist Fachkenntnis mindestens genauso wichtig wie Sympathie.

Ein viel diskutiertes Patiententhema sind die Wartezeiten beim Arzt. Regelmäßige drei- bis vierstündige Wartezeiten zeugen sicher von einer Mißorganisation der Praxis. Wenn Sie aber zu einem Arzt gehen, der Ihnen auch sympathisch ist, können Sie nicht verlangen, daß er auf Sie individuell eingeht und bei den Patienten vor und nach Ihnen auf die Uhr schaut. Wenn er sich ab und zu mit Ihnen viel Zeit läßt, tut er es bei den anderen auch. Alle Psychologen, Ärzte und sonstige Behandler, die ihre Patienten als Menschen ernst nehmen, kommen deshalb oft in unvorhergesehene Zeitnot.

X
An die Behandler: Wie rede ich mit meinen Schmerzpatienten?

In diesem Kapitel möchte ich die Behandler/-innen von chronisch schmerzkranken Menschen in den Mittelpunkt stellen. Wenn Sie sehr oft mit chronisch Schmerzkranken arbeiten, so haben Sie es in der Regel gehäuft mit Menschen zu tun, die einerseits als Patienten im Kontakt recht »schwierig« sein können. Andererseits sind Ihnen die Patienten vielleicht von vornherein sympathisch, und das führt dazu, daß sie von deren persönlichem Schicksal sozusagen »berührt« werden. So nehmen viele Behandler ihre Patienten − Sorgen inklusive − mit nach Hause. Eine Seminarteilnehmerin sagte zu uns: »Manchmal denke ich abends, jetzt fangen bei mir die Symptome meiner Patienten an. Ich habe plötzlich Nackenverspannung oder ich bin irgendwie niedergeschlagen.«

Psychotherapeutische Ansätze, die aus der humanistischen Psychologie entwickelt wurden, wie z. B. das Neurolinguistische Programmieren, gehen von einer wichtigen Grundannahme aus:

»Jedes Individuum hat die Fähigkeit und die Ressourcen, die notwendig sind, um ein bestimmtes Ziel zu erreichen.«

Dieser Satz ist die Antwort auf ein sehr weit verbreitetes »Helfersyndrom«: Der Helfer überschätzt sich selbst in seinen Kräften und übernimmt die Rolle der »Lokomotive« für den Patienten. Gerade wenn Ihnen der/die Patient/-in sympathisch ist, kommen Sie in die Gefahr, sich für den anderen Menschen Lösungswege auszudenken, die dieser eigentlich selbst auch

196

für sich finden könnte. Hier ist es als Helfer sinnvoll, sich an seine eigenen Grenzen, an sein eigenes Schwachsein zu erinnern und dabei auch gleichzeitig an alle Patienten zu denken. Was der eine von Ihrer Kraft zuviel bekommt, geht einem anderen Patienten vielleicht verloren. Um an diese Grundannahme »glauben« zu können, ist es für Sie hilfreich, Ihren Patienten möglichst oft auch in einem kraftvollen Zustand, also in den gesunden Teilen seiner Persönlichkeit, zu erleben. Schon wenn Sie nachfragen, wie der Patient vor seiner Krankheit war oder was ihm zur Zeit noch Freude macht, können Sie beim aufmerksamen Hinsehen ein Lächeln oder insgesamt eine körperliche Entspannung bewußt wahrnehmen.

So können Sie sich bei dem einzelnen auch jeweils viel besser vorstellen, daß er in der Lage ist, seine eigene Kraft und seine eigenen Fähigkeiten zu aktivieren. Selbstverständlich ersetzt dieses Vorgehen nicht das Besprechen und Behandeln von Problemen, jedoch sollte es unbedingt ebenso ein selbstverständlicher Standard der Kommunikation sein. Sie und Ihre Behandlungsräume werden dann auch zu einem Anker für die kraftvolle und positive psychische Befindlichkeit Ihrer Patienten. Wie oft haben Sie sich schon gefragt, warum Sie Patienten im Wartezimmer wesentlich lebhafter und positiver erleben als während des Kontakts mit Ihnen?

Unserer Meinung nach ist jede Therapie, auch beispielsweise die medikamentöse Behandlung, in ihrer Effektivität durch die Qualität des zwischenmenschlichen Kontakts zwischen Behandlern und Patienten mitbestimmt. Daher lohnt es sich immer, wenn Sie als Behandler zu den Patienten das herstellen können, was man umgangssprachlich »einen gemeinsamen Draht haben« nennt. Es ist relativ einfach, einen »Draht« zu Menschen zu bekommen, die uns von vornherein sympathisch sind. Oft aber begegnen Sie auch Patienten, mit denen scheinbar überhaupt keine gemeinsame »Wellenlänge« herzustellen ist und bei denen sich die Kommunikation für beide Seiten unerfreulich gestaltet. Wir haben festgestellt, daß viele Ärzte und Physiotherapeuten in ihrer Ausbildung auf zwischenmenschliche Schwierigkeiten nicht sehr gut vorbereitet oder trainiert werden. Da man im Heilberuf aber immer mit Menschen zu tun hat, wäre eigentlich ein vorbereitendes Kommunikationstraining für Heiler und Helfer erforderlich.

Oft tut es auch den Behandlern gut, sich von den Themen ihrer Patienten zu dissoziieren. Wenn Sie Ihre Patienten in ihren Schwierigkeiten verstehen wollen, ist es nicht unbedingt erforderlich, daß Sie auch gleich mitfühlen. Sie können oft gerade dadurch helfen, daß Sie »draußen« bleiben und so einen besseren Überblick über die Themen der Patienten behalten.

Sagen Sie Ihren Pateienten auch, was sie nicht von Ihnen erwarten können: z. B., daß Sie nicht Familie oder Freunde ersetzen können. Helfen Sie bei persönlichen Schwierigkeiten, indem sie den Patienten Adressen von Beratungsstellen und Psychologen vermitteln. Ich kenne auch Ärzte und Ärztinnen, die sich den Kritikschuh des »Zu-wenig-Zeit-Habens« allzu sehr anziehen und sich nicht trauen, den Patienten auch ihre menschlichen Grenzen zu zeigen.

Es wird heute oft behauptet, daß die Patienten immer weniger Vertrauen zu den Heilberufen haben. Machen Sie Ihren Patienten aber auch die Kehrseite des *gegenseitigen Vertrauens* bewußt. Auch der Behandler darf das Vertrauen in seinen Patienten zur Grundlage der Behandlung machen.

Viele Behandler vergessen häufig, welche Macht ihre Worte auf die Patienten haben. Ich bin oft erstaunt darüber, wie gut die meisten Patienten sich auswendig gemerkt haben, was welcher Arzt oder welche Krankengymnastin irgendwann einmal zu ihnen gesagt hat. Bei einer derartigen Wichtigkeit werden auch Worte zu einem Placebo. »Placebo« heißt: »Ich werde angenehm sein, nützen.« Bedenklich ist, daß Worte jedoch ebenso wie ein »Nocebo« wirken können, »nocebo« heißt: »Ich werde schaden.« Daher sollte ein Behandler nie Formulierungen benutzen wie: »Sie werden niemals wieder laufen können« oder »Sie werden nicht alt werden«. Auf diese Art und Weise können vielleicht noch vorhandene minimalste Gesundungschancen durchaus »weghypnotisiert« werden.

Selbst wenn es eine nur einprozentige Heilungschance gibt, sollten Sie diese Ihren Patienten – natürlich realistisch – schildern.

Übrigens sollten Sie als Behandler nicht nur mit Ihren Patienten reden, sondern auch geeignete Momente für eine Berührung nutzen. Ein beruhigendes Handauflegen oder auch Handhalten kann Erstaunliches bewirken.

XI
Mein persönlicher »Schmerzzauber«

Sie haben jetzt dieses Buch fast durchgelesen. Ich habe Ihnen eine Vielzahl von Übungen und Gedanken zur Schmerzverarbeitung aufgezeigt. Weiter vorn schon habe ich Ihnen empfohlen, all diese Übungen für sich selbst einmal auszuprobieren. Da Sie jedoch nicht täglich zwei Stunden für mentales Training aufwenden können, müssen Sie für sich eine individuelle Auswahl aus meinem Angebot finden.

Dafür möchte ich Ihnen vorschlagen, sich einmal ganz in Ruhe zu einem späteren günstigen Zeitpunkt ohne das Buch hinzusetzen oder hinzulegen. Sie schließen die Augen und begeben sich dann noch einmal auf eine innere Reise durch das Buch. Dabei stellen Sie sich vor, Sie hätten einen hübschen, leichten Korb oder eine Tasche mitgenommen. Sie suchen alle Gedanken und Übungen wieder auf. Wenn Ihnen aus der Erinnerung heraus ein Textteil besonders gut gefällt oder Ihnen weitergeholfen hat, legen Sie ihn innerlich in den Korb und bewegen sich dann weiter durch das Buch. Andere Gedanken und Übungen lassen Sie ruhig dort, wo sie sind. Sie können Sie ja jederzeit wieder aufsuchen.

Wenn Sie das Buch durchstreift haben, nehmen Sie noch einmal die Inhalte aus dem Korb wahr. Vielleicht ist der kreative Teil dabei oder die Schmerzreduktionsskala. Es könnten sich Bilder, Klänge oder Zauberpillen im Korb befinden. Der kreative Teil hat Ihnen vielleicht auch einen magischen »Schmerzzauber« geschenkt, der speziell Ihnen bei der

Schmerzverarbeitung helfen kann. Sicher haben Sie noch einmal an Ihre Persönlichkeitsteile gedacht. Vielleicht wollen Sie mit dem einen oder anderen auch in Zukunft intensiver in Kontakt bleiben.

Wenn Sie mögen, besorgen Sie sich einen Anker an das ganze Buch, der Ihnen dann als Ihr »Schmerzzauber« dienen kann. Nur Sie selbst wissen, welche Schmerzverarbeitungsmöglichkeit er für Sie bedeutet. Am besten eignet sich ein Gegenstand, den man anfassen und auch überall mit hinnehmen kann. Ich überlasse es Ihrer Phantasie, was Sie für sich finden.

Für eine Übergangszeit von drei bis vier Wochen könnten Sie auch noch eine andere »Anker«-Technik ausprobieren: Es gibt im Schreibwarengeschäft in verschiedenen Farben »Punkte« als Aufkleber zu kaufen. Sie sind eigentlich für die Büroordnung gedacht. Ich empfehle Ihnen, Ihre vertraute Umgebung eine Zeitlang mit diesen Punkten als Erinnerungsanker an dieses Buch zu spicken. Sie sollten natürlich nicht wie Sommersprossen an der Tapete kleben, sondern könnten relativ dezent an Alltagsgegenständen angebracht werden: am Telefonhörer, am Spiegel- oder Tischrand, an der Schreibmaschine im Büro, im Taschenkalender. Diese Punkte haben dann den gleichen Effekt wie die im Film aus Werbungszwecken »versteckten« Coca-Cola-Flaschen, wie ich es auf Seite 77 beschrieb. Sie werden sozusagen zu »visuellen Subliminals« und wirken durch das unbewußte, flüchtige Hinsehen. Nach einer gewissen Zeit könnten Sie die Punkte ruhig wieder entfernen, denn dann ist die Ankerwirkung auf die jeweiligen Gegenstände übergegangen.

Ich empfehle Ihnen, diesem Anker das Wort »Schmerzzauber« zu geben. Natürlich wissen wir alle, daß man nicht zaubern kann. Jedoch ist das Wort »Zauber« an sich auch wiederum ein guter Anker an eine innere Überraschungshaltung, mit der man alles, auch das Unerwartete, für möglich hält.

XII
Seelische Folgen von Auseinandersetzungen mit Versicherungen, Rentenanstalten und Sozialgerichten

»Wenn mir ein Arzt sagen würde, ich hätte multiple Sklerose oder einen richtigen Tumor im Kopf – ich würde, ehrlich gesagt, einen Freudensprung machen. Finden Sie das normal?« fragte mich neulich eine Patientin. Natürlich fand ich es nicht normal, aber ich konnte es sehr gut verstehen. Diese Frau leidet seit vier Jahren unter einer Krankheit, deren Ursache bis heute nicht diagnostiziert werden konnte. Die Krankheit wird von chronischen Schmerzen begleitet. Aufgrund der schweren körperlichen Beeinträchtigung kann sie seit drei Jahren nicht mehr ihrem Beruf nachgehen. Um ihren Lebensunterhalt weiter bestreiten zu können, reichte sie einen Rentenantrag ein. Es steht außer Zweifel, daß sie ihren Beruf sehr gern, fast wie ein Hobby, ausgeführt hat.

Heute gilt sie bei den meisten Ärzten, die sie bisher untersuchten, als »Rentenneurotikerin«. Sie steht im Verdacht, sich als gesunde Frau eine Rente erschleichen zu wollen, um nicht mehr arbeiten zu müssen. Das hat eine einfache Erklärung. Da man nichts diagnostizieren kann, ist man überzeugt, daß sie auch nicht krank sein kann. Und wer nicht krank ist, bekommt auch keine Rente. Daß sie nur noch an Krücken gehen oder oft sogar im Rollstuhl fahren muß, spielt bei dieser logischen Gedankenkette keine Rolle. Die Frau, von der ich hier berichte, ist kein Einzelfall. Im Laufe der Jahre lernten wir unter unseren Schmerzpatienten etliche kennen, die auf irgendeine Weise in ein ärztliches Gutachterverfahren verstrickt sind. Es geht dabei meist um Rentenanträge und um die Durchsetzung von Invaliditätsansprüchen gegenüber Versicherungen. Unter all unseren Patienten, die ein solches Verfahren angestrengt haben, haben wir vier Psychologen unserer Gemeinschaftspraxis *noch keinen Menschen* kennengelernt, der oder die ein Rentenneurotiker wäre.

Jedoch sind *alle* diese Patienten bis auf nur *eine einzige Ausnahme* schon mindestens einmal als Simulanten von einem ärztlichen Gutachter hingestellt worden. Es scheint allgemeine Praktik zu seien, daß diese kranken Menschen »auf Verdacht« erst einmal mit ihrer Krankheitsklage abgewiesen und als Neurotiker beargwöhnt werden. Sollte ein Mensch tatsächlich bereit sein, zwei, drei Jahre und länger Krankheit und Schmerzen vorzutäuschen, um eine Rente zu bekommen, ist er meiner Meinung nach ohnehin schon seelisch derartig krank, daß man ihm die Rente auch gewähren sollte.

In der Regel sind alle unsere Patienten durch Ereignisse wie Krankheit oder Unfall aus einem erfüllten und meist auch arbeitsamen Leben herausgerissen worden. Sie müssen zunächst die gesundheitlichen Folgen und anschließend auch noch existentielle Sorgen verkraften. In dieser seelischen Situation werden die meisten dann auch noch so unglaublich entwürdigend behandelt, daß es wirklich nur noch eine Schande ist. Zunächst wissen viele gar nicht, wie ihnen geschieht. Sie haben ihr Leben lang in dem Arzt einen Helfer und Verbündeten gesehen und sind von der Erkenntnis geradezu geschockt, daß sie es in der gutachterlichen Situation jetzt mit einem Gegner zu tun haben.

Sie merken bereits, daß ich mich an dieser Stelle nicht gerade um eine sachliche Darstellung bemühe. Dazu bin ich als Vertrauensperson meiner Schmerzpatienten auch viel zu sehr in ihr Schicksal involviert. Nach meinen Erfahrungswerten handelt es sich bei der Behandlung von Menschen, die aufgrund einer Schmerzkrankheit Renten- und Invaliditätsansprüche geltend machen wollen, um einen regelrechten Notstand. Die Verfahren gehen über Jahre. Während dieser Zeit werden oft

Zahlungsvergleiche angeboten, die weit unter einer auch nur angemessenen Summe liegen. Geht ein Verfahren zugunsten eines Patienten aus, wird im allgemeinen von der Gegenseite, soweit es nur irgend möglich ist, Widerspruch eingelegt. Wieder vergeht viel Zeit, der Patient denkt einmal mehr daran, aufzugeben und den Vergleich anzunehmen.

Jahrelang wissen viele dieser Patienten nicht, ob sie zu dem Geld kommen, das ihnen ihrer Überzeugung nach zusteht. Sie hatten immer geglaubt, sie seien gegen Arbeitsunfähigkeit oder Minderung der Erwerbstätigkeit versichert, und dennoch stehen sie im eingetretenen Notfall plötzlich vor dem finanziellen Nichts. In diesen Jahren geraten viele betroffene Menschen in eine seelisch-gesundheitliche Zwangslage. Sie wissen verständlicherweise gar nicht mehr, ob sie sich wünschen sollen, gesund zu werden oder krank zu bleiben. Gesundheitliche Fortschritte ermöglichen selten gleich wieder eine volle Belastungsfähigkeit. Und in einem solchen Fall könnte der Gutachter schon den kleinsten Fortschritt wieder für seine Rentenneurotiker-Theorie verwerten.

Etliche ärztliche Gutachter scheinen Rentenneurotiker-Neurotiker zu sein. Wir nehmen an, daß das bei uns gängige Gutachterverfahren symptomatisch für eine in vielen Aspekten kranke Leistungsgesellschaft ist, die die von ihr selbst produzierten Kranken nicht selbstkritisch ohne weiteres auffangen mag, sondern sie als Leistungsverweigerer beargwöhnt, wenn sie vor Erreichung des 65. Lebensjahres leistungsunfähig werden. Ich erwähnte bereits, daß in unserer Gesellschaft ein Menschenbild existiert, welches den Menschen als einen von Natur aus faulen Leistungsverweigerer zeichnet, der nur durch Kontrolle, Zwang und Disziplin zur Arbeit motiviert werden kann. Alle arbeitsunfähigen Schmerzpatienten, die ich bisher kennengelernt habe, waren früher gerne tätig und leiden heute unter dem Gedanken, nutzlos zu sein.

Wir haben beobachtet, daß Patienten, die zusätzlich zu ihrer chronischen Krankheit auch noch mit solchen Verfahren über Jahre belastet sind, derartig überfordert werden, daß sie oft seelische Schäden davontragen. Eine Häufung von entwürdigenden Erlebnissen und jahrelange finanzielle Unsicherheit führen meist zu einem reaktiven Psychosyndrom, das unserer Meinung nach fachkundig behandelt werden muß. Wir sprechen hier vom »diaithetogenen« Psychosyndrom (durch ein Gutachter-Entscheidungsverfahren hervorgerufen).

Leider meinen viele Ärzte und Psychologen, daß man einem Patienten, der beispielsweise in einem laufenden Rentenverfahren steckt, kaum effektiv helfen kann. Es gibt Psychologen, die empfehlen, diese besondere Gruppe von Patienten aus einem Programm zur psychologischen Schmerzbehandlung auszuschließen, weil sie sich nicht ernsthaft wünschen könnten, gesundheitliche Fortschritte zu machen. Da jedoch gerade Schmerzpatienten sehr oft in einem Verfahren um die Anerkennung von Gesundheitsschäden stecken, drückt für uns diese Empfehlung eine gewisse Weltfremdheit aus. Auch einige Ärzte empfehlen, die Behandlung solcher Patienten bis zum Abschluß des Verfahrens auszusetzen.

Wir bieten Patienten, die ein solches Verfahren angestrengt haben, *gerade* psychologische Hilfe an. Für die besondere seelische Situation, in der diese Menschen stecken, haben wir einen speziellen psychologischen Ansatz entwickelt. Die meisten Patienten nehmen diese Hilfe sehr erleichtert an, da sie sich selbst durchaus der Schizophrenie ihrer gesundheitlichen Situation bewußt sind, wie die obige Bemerkung meiner Patientin belegt.

Die ärztlichen Gutachter, die ihre Aufgabe verantwortungsvoll und menschenwürdig erfüllen, habe ich mit meinen Ausführungen nicht gemeint. Sie gehören zu den Verbündeten unserer Patienten, ohne parteiisch zu sein.

XIII
Zur gegenwärtigen Situation der Schmerztherapie in der Bundesrepublik

»Nach unseren neueren Recherchen gibt es zur Zeit in der Bundesrepublik neun Schmerzkrankenhäuser, sechzig Schmerzambulanzen an Kliniken, sechs Schwerpunkpraxen für Schmerztherapie und zwanzig Praxen, die sich neben anderen Aufgaben auf Schmerztherapie spezialisiert haben. 67 Prozent aller dieser Einrichtungen nehmen an einer Schmerzkonferenz teil.

Für eine wohnortnahe und flächendeckende Versorgung der insgesamt ca. 400 000 *problematischen chronischen Schmerzpatienten* müßten wir mindestens tausend solcher Einrichtungen haben. In diesen Einrichtungen müssen kombinierte Therapiestrategien durchgeführt und interdisziplinäre Zusammenarbeit mit anderen Fachkollegen sowie den überweisenden Hausärzten koordiniert werden.«

Dieses Zitat stammt aus dem Buch *Der Schmerz − Ein vernachlässigtes Gebiet der Medizin?* mit dem Untertitel *Defizite und Zukunftsperspektiven in der Bundesrepublik Deutschland.* Die Autoren sind Dipl.-Psych. Hanne Seemann und Prof. Dr. Manfred Zimmermann. Das Buch erschien 1986, dürfte aber nach wie vor den aktuellen Stand der Schmerztherapie in der Bundesrepublik wiedergeben − bis auf geringfügige, für die Gesamtsituation unbedeutende Verbesserungen.

Die obigen Zahlen belegen, wie sehr Schmerzpatienten in der Bundesrepublik unterversorgt sind. Weiterhin fordern die Autoren aufgrund ihrer Recherchen für »Studenten der Medi-

zin und der Psychologie eine Lehreinheit Schmerz, . . . die
für beide Gruppen Wissen über die Grundlagen von Schmerz
und Schmerztherapie . . . vermittelt«.

Nach dem Lesen meines Buches werden Sie sich vielleicht
fragen, wo Sie in der Nähe Ihres Wohnortes eine psychologische Schmerzbehandlung in Anspruch nehmen können. In
der Schmerzbehandlung ist die Unterversorgung der Patienten durch klinische Psychologen noch gravierender als durch
ärztliche Schmerztherapeuten. Sie können sich an die
»Gesellschaft zum Studium des Schmerzes« für Deutschland,
Österreich und die Schweiz wenden, um wohnortnahe
Adressen über schmerztherapeutische Einrichtungen zu
erfahren. In der Bundesrepublik gibt es nach unserem heutigen Kenntnisstand nur vierundzwanzig Einrichtungen, an
denen speziell ausgebildete klinische Psychologen Schmerztherapie anbieten. Von diesen psychologischen Experten
haben nur etwa die Hälfte eine Kassenzulassung. Da bei uns
nach wie vor ein Psychotherapeutengesetz fehlt, ist »die
Beteiligung klinischer Psychologen an der Behandlung von
chronischen Schmerzen . . . außerordentlich erschwert« (See-
mann/Zimmermann).

Ich erwähnte bereits, daß die psychologische Schmerzbehandlung gerade auch für psychisch »normale« Patienten
sinnvoll einsetzbar ist. Diejenigen Psychotherapeuten, die
heutzutage mit Kassenzulassung arbeiten, sind meistens
keine Psychologen, wie es bei der psychotherapeutischen
Behandlung von Schmerzpatienten erforderlich wäre, sondern Ärzte. Sie sind speziell nur auf die Therapie psychi-
scher Krankheiten spezialisiert und besitzen nur in Ausnah-
mefällen die erforderlichen Kenntnisse zur Behandlung von
Schmerzkranken.

Da es nur relativ wenige schmerztherapeutische Einrichtungen bei uns gibt, ist es verständlich, daß viele Menschen
bei uns über deren Existenz gar nicht informiert sind. Es gibt
seit 1985 einen sogenannten »Schmerztherapieführer«, in
dem die meisten schmerztherapeutischen Einrichtungen in

der Bundesrepublik zusammengestellt sind. »Der Schmerztherapieführer wird Ärzten, ärztlichen Organisationen und Behörden des Gesundheitswesens auf Anfrage zugesandt. Ratsuchenden Patienten vermitteln wir wohnortnahe Adressen«
(Seemann/Zimmermann). Hier die Anschrift:

Stichwort: »Schmerztherapeuten-Verzeichnis«
II. Physiologisches Institut der Universität Heidelberg
Im Neuenheimer Feld 326
D-6900 Heidelberg

Sie können sich für weiterführende Auskünfte über schmerztherapeutische Einrichtungen auch an Ihre zuständige Ärzte-
kammer, kassenärztliche Vereinigung oder Ihre Krankenkasse
wenden.

Im Schlußwort des Buches von Seemann/Zimmermann heißt
es: »Erst in der letzten Zeit hat sich ein breiteres, z. T. auch
öffentliches Bewußtsein gebildet über das Ausmaß und die
Schwere der Belastung durch Schmerzen in der Bevölkerung
der Bundesrepublik.«

Ich wünsche mir sehr, mit meinem Buch ebenfalls etwas zu
diesem Trend beigetragen zu haben und darüber hinaus auch
damit ein versöhnteres Bewußtsein der Öffentlichkeit zum
Thema Schmerz fördern zu können.

Schlußwort

In diesem Buch habe ich das Thema *Schmerz* einmal von seiner *versöhnlichen* Seite vorgestellt. Aus meiner eigenen Erfahrung als Betroffene sowie als Behandlerin weiß ich, daß die praktische Umsetzung dieser Herangehensweise manchmal »leichter gesagt als getan« ist. Um Ihnen hierbei zu helfen, habe ich die Übungen so aufgebaut, daß Sie sich schrittweise mit den Abschnitten vertraut machen können. Wenn Sie es vorziehen, mit Übungskassetten zu lernen, können Sie diese unter unserer Adresse bestellen (s. u.). Auf dieser *Übungskassette* hören Sie eine Auswahl der vertrauten Übungen mit einer speziell konzipierten Musik unterlegt. Der Komponist der Musik ist Martin Grundmann.

Das *Körpererlebnis-Tagebuch*, wie es in dem Abschnitt II/10 beschrieben wird, kann ebenfalls unter der unten genannten Adresse bezogen werden.

PSYCHOLOGISCHE KURSE (zehn Abende oder kompakt), in deren Verlauf sich schmerzkranke Menschen mit fachlicher Begleitung im *sanften Umgang mit Schmerzen* vertraut machen können, werden in Hamburg fortlaufend durchgeführt.

Übungskassette, Körpererlebnis-Tagebuch sowie Informationen zu dem Kurs »Sanfter Umgang mit dem Schmerz« erhalten Sie unter folgender Adresse:
Psychologische Gemeinschaftspraxis
Besser-Siegmund, Siegmund und Hovestadt
D-2000 Hamburg 1, Jakobikirchhof 9

Literaturverzeichnis

Veröffentlichungen zum Thema Schmerz:

Ärzte Zeitung, Neu-Isenburg, Sonderdruck: SCHMERZ

Barber, J./ C. Adrian: Psychological Approaches to the Management of Pain, Brunner/Mazel, New York 1982

Berger/Herzmann (Hg.): Das Schmerzsyndrom – eine interdisziplinäre Aufgabe, VCH Verlagsgesellschaft, Weinheim 1987

Berwald, H. G.: Chronic Low Back Pain: Empiric Indicators For Psychogenic Components, in: Pain – The Journal Of The International Association For The Study Of Pain, Supplement 4, S. 95, 1987

Bernstein, D. A./T. D. Borkovec: Entspannungstraining, in: Handbuch der progressiven Muskelentspannung, Pfeiffer, München 1975

Birbaumer, N.: Schmerz, in: Miltner W./N. Birbaumer/W. D. Gerber (Hg.): Verhaltensmedizin, Springer, Heidelberg 1986

Diener, H. C.: Migräne-Ratschläge und Informationen für Patienten, VCH Verlagsgesellschaft, Weinheim 1988

Erickson, M. H. & E. L. Rossi: Hypnotherapie. Aufbau-Beispiel-Forschungen, Pfeiffer, München 1981

Erickson, M. H. & E. L. Rossi: Hypnose. Induktion – Psychotherapeutische Anwendung – Beispiele, Pfeiffer, München 1978

Flöter, T.: Therapie von akuten und chronischen Schmerzzuständen, Schmerztherapeutisches Kollogium 5/1, S. 1, 1989

Gach, M.: Wenn der Rücken schmerzt – Selbsthilfe durch Akupressur, Yoga und Massage, Kösel-Verlag, München 1988

Gaib, C.: A Cronic Back Pain Patient Life-Style Intervention Programm, in: Pain – The Journal Of The International Association For The Study Of Pain, Supplement 4, S. 93, 1987

Gerber, W. D.: Verhaltensmedizin der Migräne, Verlag Chemie, Weinheim 1986

Graber, G.: Kurzexpertise zum Problemkontext der dysfunktionalen Erkrankungen im stomatognathen System, in: Zahnärztliche Mitteilungen 79/5, S. 502, 1989

Hypnose und Kognition: Schmerzkontrolle. in: Zeitschrift für die Grundlagen und klinische Anwendung von Hypnose und kognitiver Psychologie der Milton Erickson Gesellschaft für klinische Hypnose e.V. (M.E.G.), hg. von B. Peter, Band 3, Heft 1, München April 1986

Jungck, D.: Chronischer Schmerz – Defizite in der Behandlung von Schmerzpatienten, in: Therapie Woche 38, 24, 1988

Jungck, D.: Medikamentöse Schmerztherapie, Skript zum Seminar des SCHMERZtherapeutischen Kolloquiums, Hamburg 1988

Jungck, D.: Schmerztherapie in der Praxis, Seminarskript MEDICA, Montreux 1986

Keeser, W./E. Pöppel/P. Mitterhusen: Schmerz, Urban und Schwarzberg, München 1982

Keeser, W./E. Pöppel/P. Mitterhusen: Schmerz; in: Reihe Fortschritte der Klinischen Psychologie 27, Urban & Schwarzenberg, München 1987

Kühn, J.: Therapie des chronischen Schmerzes, MSD-Syndrom im Spannungsfeld von Okklusion, Kiefergelenk und Psyche, in: Zahnärztliche Mitteilungen 78/8, 1988

Melzack, R.: Das Rätsel des Schmerzes, Stuttgart 1978

Pongratz, W. (Hg.): Therapie chronischer Schmerzzustände in der Praxis, Springer, Heidelberg 1985

Schmerz, Geo-Wissen Nr. 1 (Gehirn, Gefühle, Gedanken), S. 48, 1987

Schmerzen – Jeder kann den Knopf zum Abstellen seiner Schmerzen finden, in: Das Neue Zeitalter 39/23, S. 20, 1988

Schmerz – Strategien gegen den Schmerz, in: Natur 8, S. 57, 1988

Schmidt, R. F. (Hg.): Grundriß der Neurophysiologie, Springer, Berlin 1979

Schmidt, R. F. (Hg.): Grundriß der Sinnesphysiologie, Springer, Berlin 1980

Schultz, J. H.: Das autogene Training. Konzentrative Selbstentspannung, Stuttgart 1970

Spangford, E.: The Low Back Pain Problem, in: Pain – The Journal Of The International Association For The Study Of Pain, Supplement 4, S. 111, 1987

Svoboda, T.: Schmerzen psychologisch überwinden, Schönberger Verlag, München 1986

Traue, H. C./M. Kessler: Schmerzbewältigung für Rheumapatienten, in: Der Schmerz, S. 164–166, 1988

Winderl, E.: Die hypnotische Therapie chronischer Schmerzen. Zur Wirksamkeit therapeutischer Anekdoten, Peter Lang Verlag, Frankfurt 1986

Wörz, R./R. Lendle: Schmerz – Psychiatrische Aspekte und psychotherapeutische Behandlung, Gustav Fischer Verlag, Stuttgart 1980

Zimmermann, M./H. Seemann: Der Schmerz – Ein vernachlässigtes Gebiet der Medizin? Springer, Heidelberg 1986

Eine ausführliche Literaturliste zum Thema Schmerz für Fachleute finden Sie in:

Zimmermann, M./H. Seemann: Der Schmerz (s.o.)
sowie in der ausführlichen Schmerzbibliographie der Zeitschrift der M.E.G.-Stiftung München:
Hypnose und Kognition, Psycho(physio)logische Aspekte und Behandlungen von Schmerz, hg. von B. Peter, Band 3, Sonderheft, April 1986

Weitere Veröffentlichungen mit Informationen zu diesem Thema im weiteren Sinne:

Bettelheim, B.: Kinder brauchen Märchen, DTV Stuttgart 1977

Cousins, N.: Der Arzt in uns selbst, rororo Hamburg 1986

Dethlefsen, T./R. Dahlke: Krankheit als Weg, Bertelsmann, München 1983

Ende, M.: Jim Knopf und Lukas der Lokomotivführer, Thienemann, Stuttgart 1960

Ende, M.: Jim Knopf und die wilde 13, Thienemann, Stuttgart 1962

Ernst, A./I. Füllner: Schlucken und Schweigen, Kiepenheuer und Witsch, Köln 1988

Grof, S./J. Halifax: Die Begegnung mit dem Tod, Klett-Cotta, Stuttgart 1980

Hooper, J./D. Teresi: Das Drei-Pfund-Universum, ECON, Düsseldorf 1988

Kübler-Ross, E.: Interviews mit Sterbenden, Kreuz Verlag, Stuttgart 1969

Patterson, M.: Der sanfte Entzug, Klett-Cotta, Stuttgart 1988

Psychologie Heute, April 1986, S. 21: »Ich lach' mich tot«, Beltz, München 1986

Psychologie Heute, September 1988, S. 8: Heilsame Tränen, Beltz, München 1988

Psychologie Heute, März 1989, S. 9: Gedankenspiele, Beltz, München 1989

Sichrovsky, P.: Krankheit auf Rezept, Kiepenheuer und Witsch, Köln 1984

Snyder, S.: Chemie der Psyche, Spektrum der Wissenschaft, Heidelberg 1989

Simonsohn, B.: Die Radiance Technik – Eine uralte Methode zur Förderung von Gesundheit, Harmonie und Lebensfreude, in: Connection, Sonderband 3 (Massage – Heilen durch Berühren)

Sucht auf Rezept, in: Der Spiegel 42/35, S. 160, Springer, Hamburg 1988

Literatur zum Neurolinguistischen Programmieren (NLP):

Andreas/Andreas: Gewußt wie, Junfermann, Paderborn 1988

Bandler/Grinder: Neue Wege der Kurzzeittherapie, Junfermann, Paderborn 1981

Bandler/Grinder: Therapie in Trance, Klett-Cotta, Stuttgart 1984

Bandler/Grinder: Reframing, Junfermann, Paderborn 1985

Bandler, R.: Veränderung des subjektiven Erlebens, Junfermann, Paderborn 1987

Besser-Siegmund, C.: Easy Weight, Der mentale Weg zum natürlichen Schlanksein, ECON, Düsseldorf 1988

Neurolinguistik − Exakte Trancetechnik, um den Erfolg im Leben zu programmieren, in: Das Neue Zeitalter 39/19, Hamburg 1988

Stahl, T.: Triffst Du 'nen Frosch unterwegs, Junfermann, Paderborn 1988

Ulsamer, B.: NLP − Konzentration auf das Wesentliche, in: Psychologie Heute Dezember 1985, Beltz, München 1985

Anhang

AUSKÜNFTE ÜBER SCHMERZBEHANDLUNG erhalten Sie bei den folgenden Institutionen:

- SCHMERZtherapeutisches Kolloquium, Postfach 10 08 34, 6000 Frankfurt/Main 1, Telefon (0 69) 29 98 80 77

- Gesellschaft zum Studium des Schmerzes, Im Neuenheimer Feld, 6900 Heidelberg, Telefon (0 62 21) 56 40 51

- SCHMERZ THERAPIE FÜHRER
  Verzeichnis der schmerztherapeutischen Einrichtungen in der Bundesrepublik Deutschland. Zusammengestellt von Seemann/Schlote/Zimmermann in Zusammenarbeit mit der Gesellschaft zum Studium des Schmerzes für Deutschland, Österreich und die Schweiz, Universität Heidelberg.
  Das Verzeichnis wird Ärzten, Psychologen, ärztlichen Organisationen und Behörden des Gesundheitswesens auf Anfrage zugesandt.

WEITERBILDUNG auf dem Gebiet der Psychologischen SCHMERZtherapie für Ärzte und Psychologen:

Die hier beschriebenen Behandlungsansätze werden im Rahmen der Veranstaltungen des SCHMERZtherapeutischen Kolloquiums e.V. (gemeinnütziger Verein) als praxisbezogene Tages- und Wochenendseminare Ärzten, Psychologen und anderen im interdiziplinären Behandlungskonzept Tätigen vermittelt.

- Psychotherapeutische Schmerzbehandlung mit den Methoden des Neurolinguistischen Programmierens (NLP), I, II und III.
- Gesprächsführung mit chronisch schmerzkranken Menschen.
- Der selbstinitiierte Placebo-Effekt – psychologische Schmerzbehandlung mit den Methoden des NLP.
- Das diaithetogene Psychosyndrom: Der Schmerzpatient im Verfahren um die Anerkennung von Gesundheitsschäden.

Näheres erfahren Sie unter:
SCHMERZtherapeutisches Kolloquium Hamburg
Dr. D. Jungck
Jakobikirchhof 9
Tel.: 040 / 33 09 09
oder in der
Psychologischen Gemeinschaftspraxis
Besser-Siegmund, Siegmund und Hovestadt
Jakobikirchhof 9
Tel.: 040 / 32 77 27